中医历代名家学术研究丛书

主编 潘桂娟

吴有性

甄雪燕 编著

Academic Research Series of Famous
Doctors of Traditional Chinese
Medicine through the Ages

"十三五"国家重点图书出版规划项目

中国中医药出版社

·北 京·

**图书在版编目（CIP）数据**

中医历代名家学术研究丛书.吴有性/潘桂娟主编；甄雪燕编著.—北京：中国中医药出版社，2017.9
ISBN 978–7–5132–3741–3

Ⅰ.①中…　Ⅱ.①潘…②甄…　Ⅲ.①中医临床–经验–中国–明代　Ⅳ.①R249.1

中国版本图书馆 CIP 数据核字（2016）第 264294 号

---

**中国中医药出版社出版**

北京市朝阳区北三环东路 28 号易亨大厦 16 层
邮政编码　100013
传真　010 64405750
河北新华第二印刷有限责任公司印刷
各地新华书店经销

开本 880×1230　1/32　印张 5.25　字数 128 千字
2017 年 9 月第 1 版　2017 年 9 月第 1 次印刷
书号　ISBN 978 – 7 – 5132 – 3741–3

定价　42.00 元
网址　www.cptcm.com

**社 长 热 线　010–64405720**
**购 书 热 线　010–89535836**
**侵 权 打 假　010–64405753**

**微信服务号　zgzyycbs**
**微商城网址　https://kdt.im/LIdUGr**
**官 方 微 博　http://e.weibo.com/cptcm**
**天猫旗舰店网址　https://zgzyycbs.tmall.com**

如有印装质量问题请与本社出版部联系（010 64405510）
版权专有　侵权必究

项目来源及国家重点图书出版计划

2005 年度国家"973"计划课题"中医理论体系框架结构与内涵研究"（编号：2005CB532503）

2009 年度科技部基础性工作专项重点项目"中医药古籍与方志的文献整理"（编号：2009FY120300）子课题"古代医家学术思想与诊疗经验研究"

2013 年度国家"973"计划项目"中医理论体系框架结构研究"（编号：2013CB532000）

国家中医药管理局重点研究室"中医理论体系结构与内涵研究室"建设规划

"十三五"国家重点图书、音像、电子出版物出版规划（医药卫生）

前
言

　　中医理论肇始于《黄帝内经》《难经》，本草学探源于《神农本草经》，辨证论治及方剂学发轫于《伤寒杂病论》。在此基础上，历代医家结合自身的思考与实践，提出独具特色的真知灼见，不断革故鼎新，充实完善，使得中医药学具有系统的知识体系结构、丰富的原创理论内涵、显著的临床诊治疗效、深邃的中国哲学背景和特有的话语表达方式。历代医家本身就是"活"的学术载体，他们刻意研精，探微索隐，华叶递荣，日新其用。因此，中医药学发展的历史进程，始终呈现出一派继承不泥古、发扬不离宗的繁荣景象。

　　中国中医科学院中医基础理论研究所，自 2008 年起相继依托 2005 年度国家"973"计划课题"中医学理论体系框架结构与内涵研究"、2009 年度科技部基础性工作专项重点项目"中医药古籍与方志的文献整理"子课题"古代医家学术思想与诊疗经验研究"、2013 年度国家"973"计划项目"中医理论体系框架结构研究"，以及国家中医药管理局重点研究室"中医理论体系结构与内涵研究室"建设规划，联合北京中医药大学等 16 所高等院校及科研和医疗机构的专家、学者，选取历代具有代表性或学术特色突出的医家，系统地阐释与解析其代表性学术思想和诊疗经验，旨在发掘与传承、丰富与完善中医理论体系，为提升中医师理论水平和临床实践能力和水平提供参考和借鉴。本套丛书即是此系列研究阶段性成果总结而成。

　　综观历史，凡能称之为"大医"者，大都博览群书，学问淹博赅洽，集百家之言，成一家之长。因此，我们以每位医家独立成书，尽可能尊重原著，进行总结、提炼和阐发。此外，本丛书的另一个特点是，将医家特色学术观点与临床实践相印证，尽可能选择一些典型医案，用以说明理论的实践价值，便于临床施用。本丛书现已列入《"十三五"国家重点图书、音像、电子出版物出版规划》中的"医药卫生"重点图书出版计划，并将于"十三五"期间完成此项出版计划，拟收载历代102名中医名家，总字数约1600万。

丛书各分册作者，有中医基础学科和临床学科的资深专家、国家及行业重点学科带头人，也有中青年教师、科研人员和临床医师中的学术骨干，分别来自全国高等中医院校、科研机构和临床单位。从学科分布来看，涉及中医基础理论、中医各家学说、中医医史文献、中医经典及中医临床基础、中医临床各学科。全体作者以对中医药事业的拳拳之心，共同努力和无私奉献，历经数年成就了这份艰巨的工作，以实际行动切实履行了传承、运用、发展中医药学术的重大使命。

在完成上述科研项目及丛书撰写、统稿与审订的过程中，研究团队暨编委会和审订委员会全体成员，精益求精之心始终如一。在上述科研项目负责人、丛书总主编、中国中医科学院中医基础理论研究所潘桂娟研究员主持下，由常务副主编张宇鹏副研究员、陈曦副研究员及各分题负责人——翟双庆教授、刘桂荣教授、郑洪新教授、邢玉瑞教授、钱会南教授、马淑然教授、文颖娟教授、陆翔教授、杨卫彬研究员、崔为教授、柳亚平副教授、江泳副教授、王静波博士等，以及医史文献专家张效霞副教授，分别承担或参与了团队的组织和协调，课题任务书和丛书编写体例的起草、修订和具体组织实施，各单位课题研究任务的落实和分册文稿编写和审订等工作。编委会还多次组织工作会议和继续教育项目培训，组织审订委员会专家复审和修订；最终由总主编逐册复审、修订、统稿并组织作者再次修订各分册文稿。自 2015 年 6 月开始，编委会将丛书各分册文稿陆续提交中国中医药出版社，拟于 2019 年 12 月之前按计划完成本套丛书的出版。

2016 年 3 月，国家中医药管理局颁布了《关于加强中医理论传承创新的若干意见》，指出"加强对传承脉络清晰、理论特色鲜明的古代医家的学术思想研究，深入研究中医对生命、健康与疾病认知理论，系统总结中医养生保健、防病治病理论精华，提升中医理论指导临床实践和产品研发的能力，切实传承中医生命观、健康观、疾病观和预防治疗观"。上述项目研究及丛书的编写，是研究团队对国家层面"加强中医理论传承与创新"号召的积极响应，体现了当代中医学人敢于担当的勇气和矢志不渝的追求！通过此项全国协作的系统工程，凝聚了中医医史、文献、理论、临床研究的专门人才，培育了一支专业化的学术队伍。

在此衷心感谢中国中医科学院及其所属中医基础理论

研究所、中医药信息研究所、研究生院，以及北京中医药大学、陕西中医药大学、山东中医药大学、云南中医学院、安徽中医药大学、辽宁中医药大学、浙江中医药大学、成都中医药大学、湖南中医药大学、长春中医药大学、黑龙江中医药大学、南京中医药大学、河北中医学院、贵阳中医药大学、中日友好医院等16家科研、教学、医疗单位，对此项工作的大力支持！衷心感谢中国中医药出版社有关领导及华中健编审、伊丽紫博士及全体编校人员对丛书编写及出版的大力支持！

本丛书即将付梓之际，百余名作者感慨万千！希望广大读者透过本丛书，能够概要纵览中医药学术发展之历史脉络，撷取中医理论之精华，传承千载临床之经验，为中医药学术的振兴和人类卫生保健事业做出应有的贡献！

由于种种原因，书中难免有疏漏之处，敬请读者不吝批评指正，以促进本丛书不断修订和完善，共同推进中医药学术的继承与发扬！

《中医历代名家学术研究丛书》编委会

2016年9月

# 凡例

一、本套丛书选取的医家，均为历代具有代表性或特色学术思想与临床经验的名家，包括汉代至晋唐医家 6 名、宋金元医家 18 名、明代医家 25 名、清代医家 46 名、民国医家 7 名，总计 102 名。每位医家独立成册，旨在对医家学术思想与诊疗经验等内容进行较为详尽的总结阐发，并进行精要论述。

二、丛书的编写，本着历史、文献、理论研究有机结合的原则，全面解读、系统梳理和深入研究医家原著，适当参考古今有关该医家的各类文献资料，对医家学术思想和诊疗经验，加以发掘、梳理、提炼、升华、概括，将其中具有理论意义、实践价值的独特内容阐发出来。

三、丛书在总体框架上，要求结构合理、层次清晰；在内容阐述上，要求概念正确、表述规范，持论公允、论证充分，观点明确、言之有据；在分册体量上，鉴于每个医家的具体情况不同，总体要求控制在 10 万～20 万字。

四、丛书每一分册的正文结构，分为"生平概述""著作简介""学术思想""临证经验"与"后世影响"五个独立的内容范畴。各分册将拟论述的内容按照逻辑与次序，分门别类地纳入以上五个内容范畴之中。

五、"生平概述"部分，主要包括医家姓名字号、生卒年代、籍贯等基本信息，时代背景、从医经历以及相关问题的考辨等。

六、"著作简介"部分，逐一介绍医家的著作名称（包括现存、已经亡佚又经后人辑复的著作）、卷数、成书年代、主要内容、学术价值等。

七、"学术思想"部分，分为"学术渊源"与"学术特色"两部分进行论述。前者重在阐述医家之家传、师承、私淑（中医经典或前代医家思想对其影响）关系，重点发掘医家学术思想的历史传承与学术渊源；后者主要从独特的学术见解、学术成就、学术特点等方面，总结医家的主要学术思想特色。

八、"临证经验"部分，重点考察和论述医家学术著作中的医案、医论、医话，并有选择地收集历代杂文笔记、地方志等材料，从中提炼整理医家临床诊疗的思路与特色，发掘、总结其独到的诊治方法。此外，还根据医家不同情况，以适当方式选录部分反映医家学术思想与临证特色的医案。

九、"后世影响"部分，主要包括"学术影响与历代评价""学派传承（学术传承）""后世发挥"和"国外流传"等内容。其中，对医家的总体评价，重视和体现学术界共识和主流观点，在此基础上，有理有据地阐明新见解。

十、附以"参考文献"，标示引用著作名称及版本。同时，分册编写过程中涉及的期刊与学位论文，以及未经引用但能体现一定研究水准的期刊与学位论文也一并列出，以充分体现对该医家研究的整体状况。

十一、附以丛书全部医家名录，依照年代时间先后排列，以便查检。

十二、丛书正文标点符号使用，依据《中华人民共和国国家标准标点符号用法》（GB/T 15834-2011）。医家原书中出现的俗字、异体字等一律改为简化正体字，个别不能对应简化字的繁体字酌予保留。

《中医历代名家学术研究丛书》编委会

2016 年 9 月

内容提要

吴有性，字又可，号淡斋，约生于明万历十年（1582），卒于清顺治九年（1652），江苏吴县人，著有《温疫论》一书。吴有性明确地提出了疫邪自口鼻而入的病因学说及"戾气"致病说，在病机方面提出"邪伏膜原说"和"疫邪九传说"；在疫病治法中强调祛邪为第一要义，首推攻下法，使后世治疫中的"温病下不厌早"之说有绳墨可循，并成为"温疫学派"的开创者。本书内容包括吴有性的生平概述、著作简介、学术思想、临证经验、后世影响等。

随着温病学研究的不断发展，近年来，学术界对吴有性及其《温疫论》的研究也不断丰富。笔者在中国学术期刊网分别以"吴有性""吴又可""温疫论"为关键词，共检索到学术论文 213 篇。在万方数据库中检索到题名"吴有性"或者"温疫论"的博士论文 1 篇，与"吴有性"或者《温疫论》相关的学位论文 17 篇，专著近 10 部。20 世纪 80 年代以来，中国对古代疫病的研究逐渐重视，出现了多部关于温病学发展史的著作，系统梳理了温病学的发展过程，对吴有性与《温疫论》在温病学发展中的贡献予以肯定，并推举其为"温疫学派"的创立者与代表人物，对《温疫论》的研究进一步深入。尤其随着 2003 年 SARS 的流行与影响，学术界对吴有性与《温疫论》的研究日益丰富。一方面，临床学者引用吴有性《温疫论》中的观点，并结合临床实践，对疫病的治疗提出新见解、新方法；另一方面，随着实验医学的发展，现代药理学的研究成果为进一步开发吴有性创制方药的广泛应用奠定了基础，扩大了疫病治疗方药的临床运用范围；另外，随着"温疫学派"说法的提出，学术界对以吴有性为中心的"温疫学派"的整体研究进一步深入，系统梳理了"温疫学派"的传承关系。

本次对吴有性与《温疫论》的综合研究，以"全面、深入、客观"为宗旨，系统梳理吴有性的生平、著作、学术思想、临证经验及其对后世的影响。"全面"是本书的首要任务，此次研究建立在大量文献检索的基础上，从文献的版本研究到疾病的源流探讨，从临床实践到实验研究，从古代医家评述到现代临床应用，综合评述吴有性的主要成就与贡献；"深入"是本书的研究目标，书中对吴有性《温疫论》中部分关键原文进行逐字逐句的深入分析，并结合临床实践，详细剖析其理论与实践的关系；本次研究力求做到"客观"，尽管吴有性在温病学的发展过程中大胆创新，贡献卓越，但是，受历史因素与当时科技发展水平的限制，其中也存在不尽如人意的地方。

《温疫论》自问世以来版本众多。据查，其原刊本为明崇祯刊本，该书虽在明末刊行，但原版已焚毁亡佚。目前全国各图书馆书目所记载的现存明末版《温疫论》经学者考证均属于误认。因此，《温疫论》最早的明末刻本如今已不复存在。本次对吴有性的综合研究，以张志斌研究员整理、点校的《温疫论》为主要参考，该书以清康熙间刊行的石楷（临初）金陵长庆堂本、张以增葆真堂本作为双底本，并参照其他刻本点校刊行，具有很高的参考价值。同时，本书在编写过程中参考近现代著作、期刊、论文百余篇，以期全面、系统地整理吴有性的主要学术思想及成就，便于中医专业学习者参考、学习。

在此衷心感谢参考文献的作者及支持本项研究的各位同仁！

北京中医药大学　甄雪燕

2015 年 6 月

# 目 录

# 吴有性

## 生平概述

　　吴有性，字又可，号淡斋，生于明万历十年（1582），卒于清顺治九年（1652），江苏吴县人，明末著名医学家，著有《温疫论》一书，对疫病的研究做出了杰出贡献。《温疫论》全面阐发了疫病的发生、发展、演变规律，以及辨证论治的原则与方法；创造性地提出了病因学说中的"戾气"新概念，指出疫邪自口鼻而入的传染方式；提出"邪伏膜原说"和"疫邪九传说"，揭示了疫邪入侵的部位和传变特点；创立了疏利膜原、分消表里的治则及达原饮、三消饮等方剂，同时剖析了温疫与伤寒的相同点与区别。吴又可是"温疫学派"的开创者，《温疫论》是我国医学史上一部论述急性传染病的专著，其专论治疫之法，一直都为后世所推崇。

# 一、时代背景

　　疫病的暴发一般都与自然因素和社会因素有关。吴有性生活在明末清初，这是一个动荡的时期，连年战争，灾荒不断，各种传染病不断流行，特别是大疫频繁暴发。与此同时，明代后期，政府荒政不力，朝廷敲骨吸髓般的盘剥，以及四处漫延的兵灾等，都为瘟疫的流行埋下各种隐患。

## （一）时局动荡

　　明朝崇祯初到清朝立国的最初几个年头，是明清朝代更替之际社会最为动荡，局势最为复杂多变的时期。明代自万历之后开始衰落，万历年间是明代社会的重要分水岭，"明之衰，衰于正、嘉以后，至万历朝则加甚焉。明亡之征兆，至万历而定"。吴有性一生经历了明万历、泰昌、天启、崇祯朝及清顺治早期，正是万历以后，明朝帝国"如沸鼎同煎，无一片安乐之地"的历史时期。

明末清初天下大乱，张献忠、李自成及各地方农民起义风起云涌，统治阶级残酷镇压农民起义。战争对地方上的生产和生活造成重大影响，正常的生产生活秩序被干扰，原有的疫病控制系统被打破，为疫病流行提供了空间。此外，由于瘟疫的流行还会造成军队的异地人口流动，使疫情扩散。明末，节节溃败的明军就因为大疫后得不到政府救济，出现大规模逃亡现象。如嘉靖三年，因为"时疫流行，人死过半"，导致南直隶各卫所的屯田出现了无人耕种的情况，大片卫所军屯田地遭到抛荒。大兵之后必有大疫，连年战争，造成明末瘟疫流行不止。

明朝后期，随着专制弊政的暴露和江南经济发展的加快，两者的冲突愈加明显。一方面，畅通的水陆交通为商品交易提供了交通方便，促成了经济区域化、专业化局面的形成。南京、苏杭成为出版中心，湖广地区产粮，苏杭产丝，长江中下游地区纺织业、水产业发达。区域经济的规模发展使货品流通需求增大，进一步促进了商业的发展。土地兼并使农村闲散劳动力涌入城市，促进了经济规模的扩大。传统经济结构和社会结构的改变，造成了广泛的人口流动。人口流动变迁，改变了一些地区的人文环境和自然环境。

江南一带，密集的人口为瘟疫的传播制造了机会。尽管吴有性所在的江南地区是鱼米之乡，生活较为富庶，但从明末崇祯后期开始，由于战乱导致商业活动停滞，灾荒导致田租收入减少，以及在严苛的赋税政策下，百姓的生活开始拮据，甚至出现乡绅之家普遍穷困化的现象。这段时期，频繁的瘟疫流行造成人口大量流亡和减少。由于缺少足够的劳动力，大量田地荒芜，无人耕种，生产遭到破坏，国家赋税征收受到严重影响，促使江南一带社会动荡不安。

吴有性经历明末种种动荡及瘟疫灾难，深切同情人民的疾苦，他深入疫区，治病救人，积累了丰富的治疫经验，撰写成书传于后世，对中医学做出了重大贡献，对温病学派的形成和发展有深远影响。

## （二）灾害连年

明末这样的乱世，百姓本就不堪负担，再加上天灾，只能加速明王朝的灭亡。尤其，崇祯年间，江南一带天灾人祸接踵而来。据《豫变纪略》记载："按崇祯改元，竟无乐岁，旱蝗相继，灾异频仍。"崇祯朝的自然灾害，几乎年年不断，旱灾、蝗灾、涝灾、地震、冰灾、雪灾，轮番来袭。这些因素有的是单独起作用，有的是相互交织共同作用，为病菌的复制和传播创造了条件，导致瘟疫频繁发生。这些自然因素是造成江南一带疫病多次暴发的主要原因之一。

江南多水乡，吴有性家乡就在太湖边上。自明朝后期开始，江南地区遭遇多次大规模水灾的破坏。太湖下游出水主要通过松江、东江和娄江三条干流，由于当时湖东地区集镇、农田不多，太湖出水路径既短又畅，排水条件好，洪涝灾害相对较少。明朝中后期，人口迁移越来越多，使得太湖流域人口剧增。由此，毁林垦山，封江围湖现象严重，导致水系堵塞，湖泊淤湮，太湖排水不畅，抗御水旱灾害的能力严重降低。据竺可桢先生的研究，仅明朝发生在长江中、下游诸省的水灾，江苏 4 次、浙江 11 次、江西 4 次、湖南 3 次、湖北 2 次、四川 4 次，总计 28 次。

据《震泽县志》记载，正德五年（1510），江苏震泽"春雨连注，至夏四月湖水横涨，官塘市路弥漫，浮尸蔽川，凡船户悉流淮扬通泰间，是岁复大疫，死者居半"。水灾带来的直接结果就是人口和牲畜的伤亡，这些死亡人口和牲畜尸体一旦不能得到及时掩埋，就会成为各种病菌滋生的温床。洪水过后，饮用水源也难免受到污染，受到污染的水源为瘟疫流行埋下了祸根。洪涝灾害常引发粮食作物减产甚至绝收，饥荒往往随之出现。据《明史》记载："万历十六年春三月，山西、陕西、河南、南直隶、浙江并大饥疫。"吴有性家乡就属于南直隶管辖。当人们忍饥挨饿时,抵抗力自然也会下降,容易感染病菌,为传染病的大面积暴发提供了可能。

与水灾交替发生的是旱灾。据《震泽县志》记载,嘉靖二十四年(1545年)震泽"秋亢旱,高原苗槁,斗米千钱,大疫,饿殍载道"。从万历年间开始,中国大部分地区持续大旱,发展到1640年前后就出现了所谓一千八百年一遇的大旱,河北、山东、河南、山西、陕西、安徽、江苏皆属重灾区。崇祯年间,旱灾几乎两年发生一次,旱灾过后,收成锐减,出现饥荒,人口大批死亡或流徙。如"崇祯十二三年连荒,颗粒不收……"百姓为了觅食充饥,甚至掘食鼠穴积粮,从而导致鼠疫流行。这不仅给当地人民的生命、财产造成巨大的损失,还引发了大量人口死亡。大灾过后必有大疫,正是由于1640年的旱灾,吴有性的家乡也发生了瘟疫,据《吴江县志》记载,当时"连年瘟疫流行,一巷百余家,无一家幸免;一门数十口,无一口幸存者"。

水灾和旱灾还会引发更多的自然灾害,例如蝗灾和鼠疫的暴发。明末蝗灾最初出现于陕西的渭河两岸,陆续向关中、河南、淮河、长江一带蔓延。到崇祯十三年,黄河、长江两大流域的中下游以及整个华北平原成为蝗虫的重灾区。崇祯十四年,"春无雨,蝗蝻食麦尽,瘟疫大行,人死十之五六,岁大凶"。吴有性生活的年代,正是水灾、旱灾、蝗灾等频繁发生的历史时期,各种灾荒相互影响,从而使这一时期的人民陷入"水旱灾—饥荒—瘟疫"的恶性循环之中。

### (三)热病肆虐

连年的自然灾害,使明末这一时期成为我国瘟疫危害比较严重的一个时期。

关于明代瘟疫的暴发次数,许多学者都进行过统计。其中,邓拓先生记载明代疫灾64次,陈高佣先生在《中国历代天灾人祸表》中记载的瘟疫有 69 次，桂慕文在"中国古代自然灾害史概说"一文中统计的明代瘟疫为 37 次，梅莉、晏昌贵在"关于明代传染病的初步考察"一文中统计出的明代瘟疫为 178 次，王玉兴统计明代瘟疫为 39 次，张志斌在《中国古代疫病流行年表》一书中共收录明代疫病 176 次。尽管各位学者的统计结果并不相同，但可以肯定的是，明代是历史上瘟疫高发、热病肆虐的时期。

明代，江苏吴县依附于太湖地区，河流密集、交通便利、资源丰富，属于经济、文化比较发达的地区，这也促使吴县的人口流动性较大。同时，江南一带气候相对温暖，容易造成外感发热性疾病的流行。邱云飞在《明代瘟疫灾害史论》中指出，明代南方的疫情要远远重于北方，当时涉及南方的瘟疫先后有 129 次，涉及北方的瘟疫为 80 次。明代早中期，疫疾的流行范围一般仅局限于某些特定的区域，但嘉靖、万历之后，瘟疫流行范围日益广泛，灾情加重。

万历十四至十七年（1586—1589），瘟疫波及黄河、长江流域，尤其是万历十六年（1588）的疫病最为严重，受害区域波及 13 个省，92 个县。至崇祯十二至十七年（1639—1644），又一次出现大面积传播的大疫。仅崇祯十四年（1641），受害地区就多达 10 省 79 个县。明代瘟疫发生次数不仅在中国历史上空前之多，而且明代的瘟疫多具有突发性和剧烈性的特点，一旦暴发就会导致人口大量死亡。例如，《明英宗实录》中记载："泰昌元年（1620）十月，南京淮安疫，十人九病。"有时候甚至达到全家在疫灾中死绝的惊人地步，如"（南直隶）苏松常镇嘉湖等处，有一家连死至五七口者，有举家死无一人存者"。瘟疫所到之处，往往是"十室九空"。

吴有性在《温疫论》中记载了不同种类的传染病，如发颐、大头瘟、虾蟆瘟、疟痢、痘疮、斑疹、疮疥疔肿、瓜瓤瘟、疙瘩瘟等。通过这些可以推测，吴氏的故乡受到过不同种类传染病的袭击，包括鼠疫、天花、痢疾、疟疾等。例如江苏《吴县县志》记载"崇祯十四年四月至冬，比户疫痢，死者十七"这就是痢疾在吴县流行的佐证。此外，还有一些不知名的传染病流行，如乾隆《镇江府志》卷四十三记载："崇祯十七年春，民间有羊毛瘟，疾多死。"据清·马印麟《五运六气瘟疫发源》记载，崇祯十二年戊寅（1638），"天运失时，其年大旱"。运气学理论认为"戊癸化火"，戊年刚柔失守，三年后易化成"火疫"。吴有性在《温疫论》中也记载，三年后的崇祯辛巳（1641）正值疫气流行，疫情严重。

## （四）防疫方法

面对疫病多次流行，上至帝王下至百姓，大多认为瘟疫是某种灾异，一般用求神问卜的方式祈求疫病不再发生，或者患者早日康复。

明朝，每当瘟疫频繁发生，皇帝往往下令中央和地方官员"修省"，也就是反省自己的过错，甚至皇帝自己也曾下"罪己诏"，或者通过停止、减少其他庆典活动来祈祷瘟疫早些散去。据《明世宗实录》记载，崇祯末年，多省爆发瘟疫，崇祯帝就曾下"罪己诏"，把这种瘟疫肆虐的原因归结为"朕之过也"，并希望通过所谓的诏书来挽回自己的罪过，使上天解救这场瘟疫灾祸。

上行下效，皇帝尚且如此，到地方官员一级，更是热衷于此。如：永乐年间的某年夏季盛暑，疫疾大作，汀州府通判李铨除了下令给予医药救助以外，还举办仪式，向上天祷告，后来病者痊愈后，都对他赞颂不已。对于此类做法的记载，在明代文献中比比皆是。大多官员在提供医药救助的同时，都把"祷以神"看作是祛除疫病最主要的方式。

除明代官方的祭祀活动外，老百姓在民间举行的各种祈神、驱鬼和祭祀活动，更是表现丰富。有祭祀"泉神"的，如明初殷奎在《强斋集》中提到，他自己曾在洪武六年祭祀咸阳灵采泉之神，希望该神能够消除"水旱疾疫"之类的祸害。巫师的角色也不容小觑，明初南直隶苏州府人高启，在自己的诗《里巫行》中写道："里人有病不欲药，神君一来疫鬼却。"由此可见，当地通常是请巫来降神驱邪，而不服用任何药物。还有利用道教的驱鬼仪式，或者鞭打历史上的奸臣，或者举办驱除瘟疫的"傩礼"等方式来祛除瘟疫，祈求健康。

此外，民间也有用某种植物祛除或者预防瘟疫的方法。如饮用屠苏酒，明人郎瑛在《七修类稿》卷二十五中记载了屠苏酒的神效："予闻山东一家五百余口，数百年无伤寒疫症，每岁三伏日，取葶苈一束阴干，逮冬至日为末，元旦五更蜜调，人各一些以饮酒。"还有用某种香料驱除瘟疫的记载，如明万历二十年（1592年）进士谢肇淛，虽然不承认祈祷和占卜可以驱除瘟疫，却认为使用某些香料可以驱除瘟疫。他在《五杂俎》卷十中写道："特迦香，出弱水西，形如雀卵，色颇淡白，焚之，辟邪去秽，鬼魅避之。"明代，民间还有小儿清明戴柳圈，食橘叶，饮井水，饮茶等预防瘟疫的办法。虽然这些方法中有些确实可以预防某些传染病，或者提高人体免疫力，但过分夸大某一种药物的疗效，又没有真正了解疫病的根源，这些做法对防治疫病，疗效甚微。

## （五）医学治疫

瘟疫面前，相对于统治阶层和老百姓，医学群体则表现得非常积极，不断探寻科学的治疗方法。一些医术高明、经验丰富的医者，在疫灾中表现突出，往往能够获得很高的社会评价。如，洪武初年，南直隶苏州府昆山县暴发瘟疫，主要症状就是拉肚子，尤其是幼儿，严重到十有八九的人家都出现疫死者。殷奎的儿子染疫后病情非常危险，多亏了一位许姓医生才得以痊愈。为此，殷奎在其所著《强斋集》中称赞许姓医生"参阴阳之运，赞造化之功！"由此看来，这些民间医生已经积累了丰富的治疫经验，并且有一定治愈疫病的能力。

　　与此同时，明代医学在整体上较前代已有了很大发展，尤其针对疫病的治疗经验丰富，有很多心得体会。如《四库全书总目提要》中记载明代疫病治疗的医书就有不少。包括明·戴原礼撰《推求师意》，讲述了温病和一些传染病的治疗；明·徐用诚撰《玉机微义》，其在"伤风门""滞下门""霍乱门""疟门""寒门""小儿门"等部分，对明代传染病的防治有详尽的论述；此外，由明代开始，出现大量个人著作及医案著作，包括薛己的《薛氏医案》、汪机的《汪石山医案》、江瓘编《名医类案》、孙一奎的《赤水玄珠》、王肯堂的《证治准绳》、缪希雍的《先醒斋广笔记》、张介宾的《景岳全书》、卢之颐的《痎疟论疏》等，都对疫病治疗有所涉及。尤其，还出现了一些针对特定传染性疾病的专著，如明代徐谦撰《仁端录》、汪机撰《痘证理辨》等，专讲治痘之法，内容体系已经非常成熟。总之，明代是中医文献迅速积累壮大的重要时期，许多医家对疫病已有比较全面的认识，并提出了相应的治疗方法。

　　正是这样的医学背景，为吴有性撰写《温疫论》提供了丰富的资料与治疗思路。

## 二、生平纪略

　　吴有性，字又可，号淡斋，江苏吴县人，生活在明末清初之际。他根据自己的临床经验，著有《温疫论》一书，形成了一套温热病的辨证论治方案。自此，不但温疫证治有绳墨可循，又将温热与瘟疫逐步合为一家，充实了中医学关于传染病的内容。然而，因为种种原因，这样一位了不起的医家，历史上对他的记载却非常有限，仅在《清史稿》《四库全书提要》等文献中有简单的介绍。

　　据《清史稿·列传》卷五百二记载："斋吴有吴有性，字又可，江南吴县人。生于明季，居太湖中洞庭山。当崇祯辛巳岁，南北直隶、山东、浙江大疫，医以伤寒法治之，不效。有性推究病源，就所历验，著《温疫论》。"《清史稿》中对吴有性生平记述较少，后人也对吴有性的生卒年、故里、师从何门等了解均较为模糊。

## （一）生卒年考

关于吴有性的生卒年代，现有的文献中并没有明确记载，各种说法也不一致，大致有 1572～1652 年、1582～1652 年、1592～1672 年几种说法，但均缺乏具体古文献资料证据，因此只能对其大致生活年代进行推测。

现存史志中均没有记载吴有性具体的生卒年，能够证实吴有性详细生卒年的确切资料很有可能是其宗族谱。据江苏吴县医生金庆雷的研究，有可能记载吴有性的族谱大致为：延陵吴氏族谱（明崇祯本，吴嘉誉刊）、武山吴氏族谱（清康熙刊本，吴志宪修）、洞庭吴氏宗谱（清乾隆刊本，吴永锡增修）、洞庭吴氏支谱（清道光刊本，吴从大修）。然而，以上族谱由于年代久远，均已散佚，因此从族谱角度也已经无法进行查阅。

吴有性在《温疫论·原序》中曾经提到，《温疫论》一书是在"崇祯壬午仲秋，姑苏洞庭吴有性书于淡淡斋"。"崇祯壬午年"就是明崇祯十五年，即公元 1642 年。据史书记载，明末崇祯年间正是瘟疫在江南大规模流行的时期，也正是吴有性经历数次瘟疫流行的考验，积累治疗疫病经验，总结撰写《温疫论》的时期。据此推测，明崇祯十五年时，吴有性应该已经步入中老年阶段，开始总结临床经验并撰写著作，其大部分行医经历应该是在明代末期，《温疫论》也成书于明末。而且《明史稿》中并没有吴有性的记载，反而是《清史稿》对其进行评述，这也符合古代生不列传的惯例。

目前，能够明确证明吴有性生活年代的是 1992 年在江苏吴县东山镇鹅潭庙内发现的一块"净志庵碑"。此碑上明确记载："明崇祯十七年（1644）吴县二十六都一图里长翁村席淳族长吴有性……"这块碑文明确证实了，吴有性曾经担任二十六都一图族长。明代中后期的江南地区，宗族组织有较大发展，顾炎武在论及苏州地区同姓聚居的风气时说："兄弟析烟，亦不远徙，祖宗庐墓，永以相依。一村之中，同姓者至数十家，或数百家，往往以姓名其村巷。"太湖一带"凡故家巨姓，聚庐捍处其间，依山绕水，篱落村墟，皆异凡境"。明代中期以后，江南一代一般在一个村落或邻近的若干个村落内，形成同姓聚居的宗族组织，互相依傍。宗族对族长的选拔任用非常重视，作为一族之长，往往要处理宗族内外极为繁杂的具体事务，是宗族的真正核心。吴有性能够担任二十六都一图的族长，可见其在宗族中有很高的地位，受族人的敬重。能够担任族长，说明1644年前后，吴有性至少已经到了知天命的年龄。

由此推断，吴有性生活在明末清初，其大部分医学实践是在明代末期。

## （二）籍贯考辨

据《清史稿》及《四库全书提要》记载，吴有性为江苏吴县人，《新辞海》试行本中记载其为姑苏洞庭人。《中国医学大辞典》及《历代名医传录》记载吴有性为苏州震泽人。

江苏吴县、姑苏洞庭、苏州震泽是否是一个地方呢？

"吴县"位于今江苏省苏州市，自秦始皇二十六年（前221）置吴县，后分别名为吴郡、吴州等。明永乐十九年（1421），苏州府直隶南京六部（简称南直隶），吴县隶属于苏州府。"姑苏"是苏州的古称，"洞庭"是山名，在江苏省太湖中，有东西二山，吴有性的家乡则位于东山。

"震泽"是新中国成立后出现的地名，1953年1月，苏南苏州区行政专员公署改称江苏省苏州专员公署，太湖办事处改建为震泽县人民政府，1954年6月，震泽县被撤销，太湖地区再次被并入吴县。

由此可见，江苏吴县、姑苏洞庭、苏州震泽是同一个地区在不同时代的不同名称。

1992 年，记载吴有性任族长的"净志庵碑"的发现，再次确证了吴有性是明末清初姑苏洞庭山人，即今江苏吴县东山镇人。吴县东山镇的鹅潭庙位于东山殿新村 104 号，俗称鹅潭庙、武乡侯庙。庙门口的墙上砌着一块石碑，石碑名为"净志庵碑记"，石碑立于明崇祯十七年（1644）六月，至今已经有三百六十多年了。碑文中明确记载："明崇祯十七年，吴县二十六都一图里长翁村席淳族长吴有性。"通过碑文可以得知，鹅潭庙的前身为净志庵，此庙原本是为一个嫁于吴氏的席姓女子所建，该女子无嗣，在年过四旬守寡后虔诚奉佛，得到了地方士绅的同情，于是大家纷纷捐款为其建造修行之所。从刊刻的捐款人名单和捐款清单中，明确载有吴有性的名字，而且吴有性在这块碑上是以吴氏族长的身份出现的，在族内有重要地位。他是当时二十六都一图的族长，当年二十六都即今天的东山镇，一图在鹅潭庙附近。因此，吴有性生活在东山镇附近是有切实根据的。

吴氏在东山的历史可以追溯到周代。吴氏的始祖为吴太伯，又名泰伯，是周代太王（即"古公亶父"）长子。因为太王欲立幼子季历继承王位，太伯和弟弟仲雍避祸逃亡江南。周氏首先在延陵（今属江苏丹阳）定居，改从当地风俗，断发文身，成为当地君主。东周敬王十一年（前 509）在苏州营造阖闾城建立吴国。随着宗族繁衍扩大，吴姓支脉迁居各地，其中一支迁居武山。武山，原名虎山，在东山镇东南 4 公里。明代武山为东山的附属岛，后代人以武讹音为"吴"，加上该地吴姓的人较多，遂称"吴巷山"。当年东、西太湖往来船只经常通过这里，交通出入比较方便，所以武山很早就熙攘成市。明代，太湖的自然灾害比较严重，使当地人民的生存条件受到严重影响，吴姓从十六世纪中叶逐渐迁移东山。

吴县东山是太湖东北部的一个半岛，这里风景如画，物产丰饶。自古以来，吴县东山就经济发达，人文荟萃。正是这样一个人杰地灵的地方，造就了吴有性这样伟大的医学家。

## （三）字号、书斋室名考

吴有性号"淡斋"，其所著《温疫论》自序中曾写道："时崇祯壬午仲秋姑苏洞庭吴有性书于淡淡斋。"由此可以推测"淡淡斋"可能是吴有性的书斋。《列子·汤问》记载"淡淡焉，若有物存，莫识其状"，"淡淡"作隐隐约约解释。晋代潘岳《金谷集作》诗曰："绿池泛淡淡，青柳何依依。"《南齐书·志第三》记载："《碣石辞》：东临碣石，以观沧海。水河淡淡，山岛竦峙。"此处"淡淡"同"澹澹"，指水波动貌。"淡淡"二字映衬了吴有性淡泊自然的生活态度。

东山镇的金庆雷医生曾经在东山寻找过吴有性的生活足迹。他向东山镇地方史志的编写人员请教，据当地人称，东山镇鹅潭庙附近的"凝德堂"很有可能就是吴有性的书斋"淡淡斋"。凝德堂在 1956 年被列为江苏省重点文物，其梁架结构呈现出明代后期建筑的特色，集苏式彩绘之大成，是一座彩绘艺术极高的民宅。据说原来规模较大，现仅存大门和门厅，有彩绘 8 幅。另外，吴县东山镇湖湾村四组翠峰坞有座"馄饨坟"，据《洞庭东山志》记载："吴有性墓在翠峰坞、关帝庙附近，有一土墩，村人俗称馄饨坟。"由此推断，这个"馄饨坟"可能正是吴有性的墓。目前墓地仅剩残存一点土丘，据学者实地查访，所见"馄饨坟"已成为橘林，土墩尚可辨认，旁有花岗石雕琢而成巨大墓板十数方，可见此墓规模较大，但无碑谒可以查见。

## 三、从医经历

　　江苏吴县东山镇在伸进太湖最大半岛的顶端，也叫东洞庭山。这里物产丰富、风景优美，吴有性就生活在此。吴氏生活的年代正值大明朝内忧外患之际，各种矛盾不断激化，连年战争导致瘟疫流行，为治疗疫病，吴有性走上了医学道路。

　　由于资料记载有限，吴有性师出何门、自幼跟随过哪些老师学习、学习过什么、读过哪些著作等情况，我们就不得而知了。但是，吴有性的家乡江苏吴县一直以来医学整体发展水平较好，仅明清时期就出现过很多名医。如明代著名外科医家王维德就是洞庭西山人，明代著名温补派代表人物薛己也是江苏吴县人，清初的张璐、叶天士、薛雪都是江苏吴县人。江苏经济、文化、科学自古就比较发达，尤其洞庭湖一代更是河流密集、交通便利，加之气候相对温暖，人口流动很大，致使疫病流行频繁，在客观上促进了医家对疫病的认识和了解，使江苏成为温病学派的发源地。正是受到浓厚医学研究氛围的影响，为吴有性创立温疫学派奠定了良好的医学研究氛围。

　　据《温疫论》中吴有性所写序言分析，吴氏主要因疫病流行而走上医学道路。崇祯十七年前后，吴有性曾任吴县二十六都一图的里长，是古代的乡官。明代以110户为一里，里长主要负责掌管户口、赋役等事物。由此可以推测，吴有性并不是专门从事医疗行业。中年以后的吴有性主要担任里长工作，医学应该只是他的"副业"。崇祯十七年，吴有性曾组织一些有名望的乡绅和商人，为乡里一个席姓寡妇修建庙宇。作为大明政府委任的里长，吴有性恪尽职守，担负着自己应尽的职责。尤其，此时正是清兵入关，与李自成率领的农民军进行着殊死搏斗的历史时段，整个中国处在改朝换代的混乱之际。由此可以看出，吴有性在当地一定是一位德高望重、受人尊敬的长者。在担任里长的同时，吴有性喜爱医学，并从事临床治疗工作。《温疫论》序言中也提到在崇祯年间，中国的几个省都流行过瘟疫，崇祯辛巳"疫气流行，山东、浙省，南北两直。感者尤多……或至阖门传染"。面对这种局面，吴有性发现，"诸医以伤寒法治之不效，死亡甚众……缓者朝发夕死，急者顷刻而亡"。如此惨痛的失治、误治局面，使吴有性深有感触。他通过临证细致入微的观察，又翻阅大量的医学文献，"静心穷理，格其所感之气，所入之门，所受之处，及其传变之体"，并将平日所用验方加以整理，撰写《温疫论》一书，为疫病的防治提出了一系列新见解，在疫病防治的许多方面有重大突破。

吴有性在临证期间发现，诸多患者中有因医者死守伤寒治法而误治的，也有因家财贫乏无力医治而死的，枉死者不可胜计。面对这种阖门而殪，举族而丧的惨景，吴有性深深感觉到对于疫病的病因病机、治疗方法等必须深入研究，在总结前人经验的基础上，进行认真实践。他明确指出："守古法不合今病，以今病简古书，原无明论，是以投剂不效。"一针见血地找到了时医治疗疫病无效的原因。吴有性打破了一直以来《内经》中关于六淫致病的病因学说，突破性地提出了"戾气"致病学说，并指出瘟疫之邪由口鼻而入，成为温病病因学上新的里程碑。通过长期临证实践，吴有性观察到伤寒与温疫的区别，使温病真正从伤寒体系中分离出来，成为中医学外感病认识发展史上的一次飞跃，为清代温病学派的形成发出了先声，为此，他得到了"治温证千古一人"的赞誉。

在行医过程中，吴有性应该是一个实践派，对庸医们的纸上谈兵提出过批评，并对当时"不思现前事理，徒记纸上文辞"的医学学风十分不满。明朝正是程朱理学流行的时期，医者一般要先知儒理，然后方知医业，对于儒学出身的医者，更是有非通儒理不能为医的观点。这一观点严重地影响了当时许多医家的实践，很多人脱离医疗实践，反而致力于古医籍的烦琐考据。仅明朝，重复注释《伤寒论》《金匮要略》的文献就有七十多本。吴有性对这一套研究医学的方法非常厌倦，他尖锐地批评："业医者，所记所诵，连篇累牍，俱系伤寒，及其临证，悉见温疫……不知屠龙之艺虽成而无所施，未免指鹿为马矣。"他不是一味盲目崇拜，而是通过实践所积累的经验，对古医书提出大胆质疑。

《温疫论》一书中，吴有性并没有像同时期其他医书一样，重视引经据典，而是以朴实无华的文字真实记载医理医论。《温疫论》大部分内容是吴有性随笔记录而成，内容顺序也没有刻意划分，比较随意。然而，正是这种"重实践"，主张"学以致用"，学古不泥古，发挥历史批判精神的治学态度，才使他观察到温疫与伤寒有霄壤之别，明确了温疫具有发病急骤、传染性强、流行性广、死亡率高的特点。吴有性是一位敢于革新、求实的医学家。自《温疫论》一书后，温疫一证，便有绳墨可循。

身为族长，同时又是医生，吴有性不畏疫毒，体恤民情，亲身救治，他对临疫"心疑胆怯"的医风提出了批评，主张"已知吉少凶多，临证更须审决"，积极果断，不贻误治机，坐以待毙，这是一种崇高的人道主义责任感。《温疫论》一书虽然不是鸿篇大论，所录医案也非常有限，只有近十则而已，但是在这些仅有的案例中，可以体会到吴有性临证果断、用药"快""准""精"的特点。唐代药王孙思邈曾经对如何做一名合格医者提出了标准，即"胆欲大，心欲小；智欲圆，行欲方"，这句话用来评价吴有性非常恰当，他就是一位胆大心细、行方智圆的大医。

吴有性作为后世温疫学派的创始人，他精于思考，既细览古训，又不盲从自囿，对先贤医道既各承继其长，又留意质疑辨惑，大胆批判，尤其重视理论联系实践，对于建构温病学病因理论和辨证论治体系做出了杰出贡献。

# 吴有性

## 著作简介

吴有性撰《温疫论》2卷，成书于崇祯十五年壬午（1642）仲秋。《温疫论》是我国现存最早的一部温病学专著。

该书前有作者"原序"1篇，概述本书的写作主旨及其对疫病的基本见解；上卷共50篇，论温疫的病源、证候、转变、治疗法则、预后及禁忌等；下卷37篇，论杂气、疫病的兼夹证候、治疗上的标本取舍、病后调理及妇女、妊娠、小儿疫病的治疗等。本书阐述温疫的病因病机、治疗法则及各种兼症和治法，其主旨在于说明温病与伤寒的区别。书中提出了"疠气说"，是中医病因学说的重大发展，其对温疫邪气侵犯人体后"内不在脏腑，外不在经络，而处于半表半里之膜原"，以及"温疫下不厌早，汗不厌迟，总宜顾存津液"等见解，并由此而创制的达原饮、三消饮等方，均突破了伤寒理论的框架，开其后温病学说的先河，对清代以至现代中医学术均有很大影响。

据《全国中医图书联合目录》记载，《温疫论》一书的传本系统主要有两大类。一类是《温疫论》原刊本系统，一类是《温疫论》各种注本系统，包括增补、评注、校订和改编本。

# 一、《温疫论》原刊本系统

《温疫论》自行世以来，版本多达80余种。据张志斌研究员考证，其原刊本为崇祯刊本，该书虽在明末刊行，但原版已焚毁。当今各图书馆书目所记载的现存明末版《温疫论》主要有：浙江中医药大学图书馆藏定为崇祯壬午版的《温疫论》及国家图书馆所藏明崇祯恩仁堂本，经考证均属于误认。因此，《温疫论》最早的刻本，无论是明末本还是清初本如今均已不存。清初刻本之后明确注明刊刻年份的目前有：

康熙年间 5 种：清康熙三十年辛未金陵长庆堂刻本、清康熙四十八年己丑刻本、清康熙五十四年乙未和康熙五十五年丙申会德堂刻本、清康熙宝真堂刻本、清康熙刻本。

雍正年间 3 种：清雍正三年乙巳刻本、清雍正三年乙巳抄本、清雍正刻本。

乾隆年间 8 种：清乾隆十年乙丑善成堂刻本、清乾隆二十四年己卯同善堂刻本、清乾隆二十九年甲申双桂堂刻本、清乾隆三十七年壬辰笃庆堂刻本、清乾隆五十二年丁未刻本、清乾隆五十六年辛亥川北蓬溪羽人彭教谦刻本、清乾隆六十年乙卯同善堂刻本、清乾隆谦益堂刻本。

嘉庆年间 3 种：清嘉庆四年己未刻本、清嘉庆十二年丁卯刻本、清嘉庆刻本。

道光年间 4 种：清道光二年壬午刻本、清道光十二年壬辰李砚庄刻本、清道光二十七年丁未屏巴郭三超刻本、清道光二十八年戊申瓶花书屋校刻本。

咸丰年间 3 种：清咸丰二年壬子爱日堂刻本、清咸丰二年壬子刻本、清咸丰四年甲寅晚翠堂刻本。

同治年间 2 种：清同治元年壬戌集古堂刻本、清同治三年甲子文成堂刻本。

光绪年间 7 种：清光绪六年庚辰扫叶山房刻本、清光绪六年庚辰善成堂刻本、清光绪八年壬午大荔李致远堂刻本、清光绪二十一年乙未扬州文富堂刻本、清光绪二十二年丙申令德堂刻本、清光绪三十四年戊申崇实书局刻本、清光绪三十四年戊申森记书局刻本。

另有各种清堂刻本、清抄本 27 种，日本刊刻本 10 种，民国印、抄本

4 种。

目前被用作《温疫论》校点底本的主要是 4 种康熙年间刊本，包括：金陵长庆堂刻本，即石楷校梓本（石本）；宝真堂刻本，即张以增评点本（张本）；康熙四十八年刘敞序刊本（刘本）;《醒医六书》本（醒医本）。其中，以"石本""张本"刊行为早。"刘本"源于"石本"，"醒医本"则与"张本"多同。张志斌研究员通过考察指出，以上各本都不是吴有性《温疫论》初刊本，互有缺漏。从最为接近吴有性原著的角度来说，"石本""张本"是最早版本。

## 二、《温疫论》各种注本系统

《温疫论》一书作为温疫学派的开山之作，清代医家对其整理研究者较多。《温疫论》的诸多注本，也是我们研究《温疫论》的重要参考内容。

《广瘟疫论》系统:《广瘟疫论》是最早出现的一种《温疫论》注本，由清初戴天章撰，共 4 卷。初刊于康熙十四年（1675），18 世纪后此书多次复刊，其现存重刊本约有 30 种。并先后附刊于《佛崖方论》《瘟疫方论》《痢证论》及《小儿急惊风症论》等书中，书名方面也有改称为《瘟疫条辨》（1889 年扫叶山房重刊本）的。此外，在本书基础上，还有一些改名本及重订本。改名本如乾隆十五年（1750）刊行的郑奠一撰《瘟疫明辨》4 卷，卷末 1 卷，内容同《广瘟疫论》，该书现亦存有 20 余种刊本，还被称为《郑氏瘟疫明论》及《瘟疫扼要郑氏遗书》等名称。重订本如同治五年（1866）陆懋修补注整理的《广温热论》5 卷，又名《重订戴北山广温热论》，此本又有多种刊本。1914 年何廉臣（炳元）将陆书再次重订改名《重订广温热论》，又名《温热学讲义》，由绍兴浙东书局铅印，1960 年人民卫生出版社据此排印。

洪氏补注本系统：清乾隆四十九年（1784）洪天锡将《温疫论》进行补注，书名题《补注温疫论》4 卷。此后该书又有 10 余种重刊本。

刘氏类编本系统：清乾隆五十一年（1786）刘奎将《温疫论》予以评释，书名题为《类编温疫论》5 卷。此后该书又有多种重刊本。

孔氏"医门普度"本系统：清道光十三年（1833）孔毓礼及龚绍林二人将《温疫论》予以评注，书名题为《医门普度温疫论》2 卷，又称《重订医门普度》。此后该书又有多种刊本。

郑氏补注本系统：清同治三年（1864 年）郑重光将《温疫论》予以补注，书名题为《温疫论补注》2 卷，又名《增补温疫论》。此后该书又有 10 余种重刊本。

现代以来，《温疫论》的点校、注释及出版工作也受到学者的重视。20 世纪 70 ～ 80 年代，出现了一系列由高等院校及科研院所集体评点的注本。其中包括：1976 年 12 月，由人民卫生出版社出版黑龙江中医研究所评注的《〈温疫论〉评注》；1977 年 8 月，由人民卫生出版社出版浙江省中医研究所评注的《温疫论评注》；1982 年 2 月，由南京中医学院温病学教研室编著温病学教学参考书《〈温疫论〉校释注评》（油印本）。20 世纪 90 年代以后，随着学术界对古籍学习的重视，各个出版社也相应掀起对中医古籍点校、出版的热潮。1990 年 4 月，人民卫生出版社出版的"中医古籍整理丛书"，收载了由孟澍江、杨进点校的《温疫论》。1996 年 11 月，辽宁科学技术出版社出版由鲁兆麟等点校的《温疫论》。2003 年，天津科学技术出版社在"实用中医古籍丛书"中，推出由张成博、李晓梅、唐迎雪点校的《温疫论》。同年，学苑出版社在"中医古籍校注释译丛书"中，收载了由海陵、李顺保校注的《温疫论》。2007 年 7 月，人民卫生出版社出版的"中医临床必读丛书"中，收载了张志斌整理的《温疫论》，此为近期通行本。

# 吴有性

## 学术思想

吴有性作为温病学的重要奠基者，其学术思想对温病学说的确立功不可没，更是后世"温疫学派"的领军人物。吴有性在疫病病因、病机、治法、方药等方面，具有伟大的建树，对后世产生了深远的影响。

# 一、学术渊源

温疫，中国古称疫疠、时行、天行、瘟疫，指由外感疫疠邪气所引起的，具有强烈传染性，易引起大流行的一类急性发热性疾病的统称。吴有性是"温疫学说"的创建者，"温疫学说"是中医对传染性热病论治的主要学说之一。追溯"温疫学说"的发展源流，古文献中已有诸多对"温疫""瘟疫""疫疠"概念、分类及治法的认识。

## （一）"温疫"探源
### 1. "温""瘟""疫""疠"字源详解

探寻吴有性"温疫学说"的渊源，首先要弄清什么是"温疫"，从字源角度进行考证与分析，是对《温疫论》进行解读之前就首先要解决的问题。

"盈"，据《集韵》记载："乌昆切，音温。""盈"字是上面一个"囚"，下面一个"皿"，据《说文解字》记载其表示："仁也，从皿，以食囚也。"也就是说，让犯人（囚）用器具（皿）盛食物进餐，是"仁"的表现。远古时期，生存环境恶劣，尤其是奴隶和囚犯，身处险境，居住及饮食情况不佳，卫生状况极差，在这种情况下，让他们吃上饭被认为是一种仁爱的表现，也是讲究礼仪道德的社会意识的体现。由于奴隶和囚犯人数众多，居住集中，环境脏乱，饮食不洁，同时，长期的劳作与饥饿使机体抵抗力下降，使奴隶这个群体较其他群体更容易发生传染病。久而久之，人们便用"㿀"来表示囚徒间发生的疾病，把囚犯或奴隶们患的疾病称作"㿀"病，又称"牢㿀"。自战国时开始，人们把"㿀"字加水旁为"溫（温）"字。"昷"同"温"使用。

"温"，据《说文解字》记载："水，出犍为涪，南入黔水。从水声。乌魂切。""温"最早指古水名，是一条河流的名称。后"温"同"昷"，两字通用，"温"逐渐取代"昷"。"温"字除了指古代河流名称以外，还有"温热、温暖"的意思。《礼记·月令·季夏》记载："温风始至。"汉代应劭的《风俗通义·穷通·司徒中山祝恬》记载："司徒中山祝恬，字伯林，公车征，道得温病。"《素问·生气通天论》首次在医学文献中记载："冬伤于寒，春必温病。"张仲景《伤寒论·伤寒例》中也记载："中而即病者名曰伤寒，不即病者，寒毒藏于肌肤，至春变为温病，至夏变为暑病。"由此可见，"温病"的"温"是指具有温热性质的疾病，或者感受温邪而产生的疾病。

"瘟"，据《集韵》记载："乌昆切，音温。疫也。""又乌没切，心闷貌。又于云切。瘟瘟，小痛貌。"《抱朴子·微旨卷》记载："经瘟役则不畏。"由此可见，"瘟"字从出现开始便与疾病相关。南北朝以后，"疒"旁取代假借的字增多，"温"字作为牢房传染病的专用字逐渐演变为"瘟"字，"温"同"瘟"使用。当时把人或牲畜家禽所生急性传染病也称为"瘟"或"瘟疫"。

"疫"，东汉许慎《说文解字》说："疫，民皆疾也。"这句话中最关键的在于"皆"字，这说明"疫"的发生具有一定的广泛性，这种广泛性是否与传染有关？在当时的著作中找不到更充足的理由来具体说明。"疫"应该是一种具有广泛性发生的疾病，并不局限于传染病。汉末刘熙的《释名》记载："疫，役也。言有鬼行役也。"《周礼·春官·占梦》记载："遂令始难殴疫。"这里的"疫"指"疠鬼也"。范行准先生认为，"疫"字源于"役"，古时服兵役或劳役的人过着群体生活，易于发生群体性疾病，故名为"役"，后演变为"疫"。从这些论述来看，古代所说的疫主要是指同一时期同时有许多人患同一种疾病。在不以病原为划分依据的古代，瘟疫的含义除了指传染病，还可能包括一些地方病、季节多发病、营养缺乏等，但以指传染病的情况最多，主要指同一时期，很多人得了同一种疾病，或者出现同样的病证。

"疠"，与"疫"含义相近，通常统称为"疫疠"。汉以前"疠"的含义要更广泛一些，《说文解字》记载："疠，恶疾也。"除了与"疫"同义之外，又泛指致病力强、病状严重的疾病，或恶性疾病，并非专指疫病。东汉王充《论衡·命义篇》记载："温气疫疠，千户灭门。"自王充提出"温气疫病"之说后，"疠"与"疫"两字的关系就密不可分了，遂为后世广泛使用，成为传染性疾病的统称。如隋代巢元方等《诸病源候论》："病无长少，率皆相似，如有鬼疠之气，故云疫疠病。"在较为后期的各种著作中，"疠"还特指一种具体的病，可能是麻风病。如唐·柳宗元《捕蛇者说》记载："已大风、挛踠、瘘、疠。"唐代还专门设有收治麻风病人的"疠人坊"。

### 2. 汉以前文献对"疫"的认识

吴有性的"温疫"学说，建立在古人对"疫病"认识的基础上。

早在甲骨文中，人们就已经对"疫"有了初步认识。甲骨卜辞是我国现存最早成系统的文字材料，其中有"疾年"的记载，"疾年"指疾病多发的年份，导致某年多发某种疾病，这应该是具有传染性的流行性疾病的最早记载。从周代开始，早期文献中就出现了与传染病相关的内容，先秦古籍，如《淮南子》《吕氏春秋》等，均提到"疫"字，但没有明确"疫"的定义。《周礼》《左传》《山海经》中还有"疡""疽""风""疥"等与传染性疾病相关的病名，但没有具体关于"疫"寒热属性的认识。秦汉时期，有关疫病的记载逐渐增多，《国语》《春秋》《史记》《汉书》及各朝正史的《五行志》中，都有关于瘟疫流行传播和防治的文献记载。如《礼记·月令》谓"孟春行秋令，则民病大疫""季春行夏令，则民多疾疫""仲夏行秋令，则民殃于疫""孟秋行夏令，民多疟疾"。这里所谓的"疫"，就是指同一时期某种疾病的流行。当时古人通过细致的观察不仅已经发现了某些疾病的传染性和流行性，而且也认识到了某些传染病的季节性，推测出自然气候的严重反常变化是传染病发生和流行的主要原因。《墨子·尚同篇》中有"若天降寒热不节，雪霜雨露不时，五谷不孰（熟），六畜不遂，疾灾戾疫"的记载，这些论述虽不是出自医学著作，但可以说在先秦时期，人们对疫病的病因已有了初步认识。

疫病具有流行性，其所导致的伤亡损害也是非常严重的，汉代对疫病流行造成的惨状有着较多的描述。西汉的桓宽在《盐铁论》中记载："若疫岁之巫，徒能鼓口耳，何散不足之能治乎？"文中提到的"疫岁"应该也是指疫病流行之年。东汉王充在《论衡》中描述疫病："饥馑之岁，饿者满道，温气疫疠，千户灭门。"文中再现了当时疫病造成"千户灭门"的悲惨景象。

综上所述，古代典籍所言的"疫""瘟疫""疫疠"等，往往都是某种或某些瘟疫的泛称。先秦至汉代的非医学著作中对"疫病"的概念定义基本可以总结为：具有流行性而死亡率高的一类疾病的统称。而对于这类疾病的致病因素、是否具传染性，是否受气候、环境的影响等尚无十分明确的认识。这个时期的非医学著作所体现的是社会知识阶层对于"疫病"的初步认识，属"疫病"概念的萌芽期。

## （二）"温疫"解析

随着医学逐渐向科学化发展，古代医家对于"疫病"的认识从病因、病机到防治方法，均有了进一步的发展，不仅明确提出了"戾气"致病学说，也辨识了伤寒与温病性质的不同，还提出寒温分治的主张，这些理论与实践均为吴有性"温疫"学说的形成奠定了基础。

## 1."伤寒""时气"与"疫病"

两汉时期是瘟疫发生相当频繁的年代，"医圣"张仲景就出生在东汉末年。当时战乱频繁，天灾频发，张仲景的宗族原本十分兴旺，有二百余口，但建安纪元以来的十年中，有近三分之二的人死亡，死于"伤寒"这种热病的约占其中的十分之七，张仲景撰写《伤寒杂病论》，对当时这种流行性热病进行详细阐述，其书名亦冠以"伤寒"两字。张仲景《伤寒杂病论》中的"伤寒"究竟是怎样的疾病？与疫病是否相关？

"伤寒"的含义有广义和狭义之分，成书于东汉之前的《难经》这样记载伤寒："伤寒有五：有中风，有伤寒，有湿温，有热病，有温病。"《难经》中将外感疾病分为五种，其中虽然没有明确提到"疫病"，其后描述的症状中有"汗出而愈，下之而死""肌寒热者，皮肤痛"等情况，与某些疫病的阶段表现相似，有可能属于"疫"的范畴。《素问·热论》中也记载："今夫热病者，皆伤寒之类也。"由此可以知道，《难经》与《内经》中讲的"伤寒"是指广义伤寒，即一切外感热病的统称。其中由于感受了疫疠之邪所引起的以发热为主要症状的疾病也属于"伤寒"的范畴。受《内经》的影响，张仲景《伤寒杂病论》中所论述的"伤寒"属于广义伤寒，文中不仅论及狭义伤寒，即单纯指感受六淫邪气中的"寒"邪而发的外感病，还论及了时气、热病、温病、风湿等各种外感热病。结合《伤寒杂病论》原著中的相关大量论述，不难推测，张仲景宗族所感的这种疾病是一种传染性和致死率都很高的发热性疾病。《伤寒杂病论》中的"伤寒"，虽不能直接就将其等同于"疫病"，但从发病、传变、坏病、死证、预后等大量的条文描述来看，其中有很大一部分符合疫病的致死率高、发病急骤、杀伤力强的特点，应属于疫病的范畴。

张仲景著成《伤寒杂病论》后，由于战乱致使原书散佚不全。晋太医令王叔和对其搜集整理，将该书的伤寒部分编次为《伤寒论》一书。其中的《伤寒例》中明确提出了"时行之气"的概念，即"春气温和，夏气暑热，秋气清凉，冬气冰冽，此则四时正气之序也，凡时行者，是春时应暖而反大寒，夏时应热而反大冷，秋时应凉而反大热，冬时应寒而反大温，此非其时而有其气，是以一岁之中，病无长少多相似者，此则时行之气也"。也就是说，春夏应暖热反而寒凉，秋冬应凉寒反而热温，都不是四时的正常之气，这种非其时而出现的"气"就是时行之气。王叔和认为"时行之气"就是疫病发生的原因。不仅如此，王叔和还进一步丰富了时气所致疫病的种类，明确把疫病分为"寒疫"与"温疫"两类，其在《伤寒例》中指出："从春分以后，至秋分节前，天有暴寒者，皆为时行寒毒疫也。"自春分以后至秋分节前，是春夏二季，按照四时正气之序，春气应温和，夏气应暑热，而此时天有暴寒，即非其时而有暴寒之气，这种因寒温失节致病称为"时行寒疫"。《伤寒论》又提及："其冬有非节之暖者，名曰冬温。""冬温之毒与伤寒大异。""阳脉濡弱，阴脉弦紧者，更遇温气，变为温疫。"即秋冬时出现暴热，非时之气伤人造成的疾病是"冬温"。虽然王叔和对"温疫"没有列专篇论述，也没有提出具体的治疗方法，但已经认识到要依据时令节气来确定外感病的类型。其中，时气与伤寒，一个属非时之气为病，一个属四时正气为病，主要从发病季节和病邪寒温性质两方面进行鉴别。

此后，医籍中常将时气病与疫病并称，没有严格的区分。如《小品方·治冬月伤寒诸方》记载："论曰：古今相传，称伤寒为难治之病，天行温疫是毒病之气，而论治者，不别伤寒与天行温疫为异气耳。"将天行时气病与温疫归为一类，与伤寒相鉴别。认为具有强烈传染性，能够引起大范围流行的时气病，即属疫病。

综上所述，宋以前医家对疫气的认识仅停留在非时之气，仍未脱离"六淫"的范畴，依旧用辛温治伤寒的办法治疗疫病，没有形成疫病学、温病学的理论体系。

## 2. "瘟疫""温疫"与"温病"

"温病"一词，首见于《黄帝内经》中。《素问·生气通天论》中就有"冬伤于寒，春必病温"的记载。《素问·热论》中也认为："凡病伤寒而成温者，先夏至日者为病温，后夏至日者为病暑。"认为冬季感受寒邪，未即时发病，邪伏于体内，经过节气的更移与机体内部一系列复杂的变化而发为温病。在《内经》理论的基础上，《伤寒论》指出："以伤寒为毒者，以其最成杀厉之气也。中而即病者，名曰伤寒；不即病者，寒毒藏于肌肤，至春变为温病，至夏变为暑病。暑病者，热极重于温也。是以辛苦之人，春夏多温热病，皆由冬时触寒所致，非时行之气也。"认为温病是伤于冬时寒邪，伏于肌肤，至春而发，是四时正气为病，明确指出非时之气。而"时行寒疫"与"温病"虽然都可以在春时发病，但是，"时行寒疫"是感非时之寒及时而发者，"温病"则是感冬寒伏而后发者。"时行寒疫"是新感寒邪，"温病"为伏寒化温，病性不同。这也是后世温病病名和伏邪温病学说的最早理论依据。

金元以前，"伤寒"与"温病"的界限不是很明显，温病多指伏气温病。温病的治疗方法也多束缚在伤寒圈子里。北宋"医王"庞安时在《伤寒总病论·天行温病论》中指出："辛苦之人，春夏多温热者，皆由冬时触冒寒毒所致。自春及夏至前为温病者，《素问》、仲景所谓伤寒也。有冬时伤非节之暖，名曰冬温之毒，与伤寒大异，即时发病温者，乃天行之病耳……天行之病，大则流毒天下，次则一方，次则一乡，次则偏着一家，悉由气运郁发，有胜有伏，迁正退位，或有先后。"说明外感温病有两种不同情况，一种是在冬季感受寒邪，邪气潜伏于体内，待春季至夏至前阳气升发之时，复感邪气而引发的温病，即《素问》、仲景所说的广义伤寒之中所包含的温病，这是一般的温病。还有一种是因为在冬季应寒反热，气候反常，感受非时之气（即冬温之毒）而引发的温病，叫做"天行温病"，天行温病具有一定传染性、流行性。可见，庞氏首先明确指出了"天行温病"与一般温病在概念上有所不同。吴有性在此观点的基础上提出独到见解，从温疫的病原、传染性、传染途径、发病机理、病程、治法机理等方面，全面地分析伤寒、温病与温疫的不同之处。

《温疫论》中，吴有性首先专列"正名"篇以澄清"温疫"与"瘟疫"的概念区别。纠正了以往医家对"温疫""瘟疫"概念上的模糊认识，他认为"名各不同，究其病则一"，为温病学派基础理论的创建奠定了基础，起到了正本清源的作用。吴有性认为："《伤寒论》曰：发热而渴，不恶寒者为温病。后人去'三点水'加'病字头'为瘟，即温也。夫温者热之始，热者温之终，温热首尾一体，故又为热病，即温病也。又名疫者，以其延门阖户，如徭役之役，众人均等之谓也。今省去'双人旁'，加'病字头'为疫。又为时疫时气者，因其感时行戾气所发也，因其恶厉，又谓之疫厉。"虽然"温"与"瘟"二字的字形不同，实际上是同一种疾病，都是热病。温疫属于温病范畴之内的疾病，是感受疫疠之邪而发生的多种急性流行性传染病的统称。其特点是发病急剧，病情险恶，有强烈的传染性，容易引起大流行。

由于感受的邪气不同，疫病有诸多病种，但其共同特征是均有急性发热过程。根据这种特点，前人多将疫病称为温疫或瘟疫，从而将其隶属于温病的范畴。可以说，温疫是温病中的一个类别，温病之义广而温疫之义狭。就两者的关系而言，温病是外感四时温热邪气而引起的，以发热为主要临床特征的多种急性热病的总称，其中包括温疫。而温疫是具有强烈传染性，易引起大流行的一类温病。由此可见，温病与温疫之间并没有绝对界限，其区别仅在于传染性的强弱，流行范围的大小而已。如果不传染或传染性不强者，即称为温病；传染性强，引起大流行者，即称为温疫。因此，自清代以后，凡温病学的著述都将温疫涵盖于内。

### 3. "戾气"的由来

"戾气"，又被称为"疠气""杂气""异气""乖戾之气"等。戾气学说源于人们对"气"的认识，《黄帝内经》中就有"百病皆生于六气"的说法，戾气学说则突破了《内经》中"六气"的传统观念，在"六气"之外，创造性地提出了具有强烈传染性的"戾气"。

东汉末年，曹植的《说疫气》写道："建安二十二年，疠气流行，家家有僵尸之痛，室室有号泣之哀，或阖门而殪，或覆族而丧……此乃阴阳失位，寒暑错时，是故生疫。而愚民悬符厌之，亦可笑也。"曹植所提及的疫病，就是"疠气"流行导致，由于"疠气"具有极强的传染性，所造成的伤亡也十分惨重，"或阖门而殪，或覆族而丧"。虽然此时还没有"戾气"的说法，但根据文意理解，曹植所说的"疠气"与"戾气"相似，不仅具有强烈传染性，且"疠气"的流行与气候环境有一定的关系，即"阴阳失位，寒暑错时，是故生疫"。同时，战乱和灾荒也是造成疫疠流行的原因。吴有性在《温疫论·伤寒例正误》中也指出："夫疫者，感天地之戾气也……多见于兵荒之岁。"若国家安定，经济繁荣，民众安居乐业，则疫疠发病会显著减少，且不易发生流行。由此可见，疫疠的发生和流行与社会制度和社会状态密切相关。

"戾气"这一基本概念首先由隋代的巢元方提出，在其基础上，吴有性将"戾气"作为一个完整的学说进行论述。巢元方在《诸病源候论》中专门列述"疫疠病诸候凡三论""时气诸病诸候凡四十三论"等内容，明确提出："此病皆因岁时不和，温凉失节，人感乖戾之气而生病，则病气转相染易，乃至灭门，延及外人……"巢元方认为，戾气有着不同于一般六淫邪气的流行性和强烈的传染性，而且戾气致病起病急剧，病情险恶，传变快，致死率高，较一般六淫邪气致病性强。其中的"乖戾之气转相染易"之说对吴有性"杂气"学说的建立影响极大。

北宋的庞安时进一步丰富了对"戾气"的认识，他认为天地间有一种"异气"，也称"乖气""疫气""毒气"，是引起外感热病的病因。《伤寒总病论·天行温病论》中记载："感异气而成温病也……更遇风热，变成风温……更遇其热，变成温毒，温毒为病最重也……更遇湿气，变为湿温……重感于寒，变为温疟，斯乃同病异名，同脉异经者也。"说明人体感受"异气"后，邪气会潜伏于体内，根据不同时节遇邪待时而发，而成各种温病，然皆属"天行温病"范畴。

吴有性在以上医家的基础上，结合明末温疫流行情况，把戾气发展成系统的病因学说，冲破了传统六气病因说的束缚。他提出："夫疫者，感天地之戾气也。戾气者，非寒、非暑、非暖、非凉，亦非四时交错之气，乃天地别有一种戾气。"并在"杂气论"篇中对宋、元以来的温疫运气病因说提出批评，指出："刘河间作《原病式》，盖祖五运六气，百病皆原于风寒暑湿燥火，无出此六气为病者，实不知杂气为病，更多于六气。六气有限，现在可测；杂气无穷，茫然不可测。专务六气，不言杂气，岂能包括天下之病软！"吴有性在认真参考历代医家病因学理论的同时，大胆提出杂气并不是气候变化所能导致，而是另外一种物质，并且详细论述了外感疫疠之邪的致病因素，这是中医病因学上的重大突破。

## （三）"温疫"防治

人类的发展历史也是一部与疫病作斗争的历史。历史上伴随着多次疫病的洗礼，古代民众在与温疫的长期斗争中创造了许多防止疾病传染的方法。早在《论语·乡党》中就有"乡人傩，朝服而立于阼阶"的记载。"傩"是一种驱逐疫鬼的仪式。我国古代设有专人在腊月化装为惊怖的样子，搜逐室内疫鬼，以避免疫病的做法。其法虽嫌荒唐，但证明了我国在周代已经产生了防疫思想。

## 1. 防"疫"法的产生

数千年来，由于疫病的反复流行，给人民带来了深重的灾难。早在《素问·四气调神大论》中就已提出："不治已病治未病，不治已乱治未乱……夫病已成而后治之，譬犹渴而穿井，斗而铸锥，不亦晚乎！"即我们所说的未病防病、已病防传的预防思想，而且还提出了预防疫病的基本原则："不相染者，正气存内，邪不可干。避其毒气。"自《黄帝内经》时代开始，历代医学著作都出现了防治疫病的记载和方法。虽然古代的科技水平不可能分辨出具体的致病病原体，却已针对戾气传染制订了预防和隔离的方法和措施。

众所周知，切断传染源，对病人进行隔离是预防疫病最切实有效的一种措施。然而，在科技尚不发达的古代，在病原不清楚的情况下，人们仅仅依靠经验做到有效的隔离是非常不容易的。早在夏商周时期，就已经形成隔断传染源以防止疫病继续扩大的思想。秦汉时期，凡是感染疫病的病人，已经有简单的检查和隔离措施。湖北云梦出土的秦简《封诊式》中，记载了里典甲向上级报告，他发现本里人丙患了"疠"，于是针对患者展开了调查，不仅询问患者本人，还派医生前去进行身体检查，医生仔细观察丙的各种症状，最后确定他确是患有传染性的"疠"，于是患疠病的丙被送到疠迁所隔离，再进行医治。云梦秦简中记载的案例说明，早在秦代，对某种传染病的诊断就有一套报告、鉴定、隔离、治疗的完整制度，并建立起了传染病的隔离场所。另外，据《晋书·王彪之传》记载："永和末，多疾疫，旧制朝臣家有时疫染易三人以上者，身虽无疾，百日不得入宫。"也就是说，当时政府规定，在疫病流行的时间里，只要家里有三人以上患有传染性疾病，尽管朝臣本身没有患病，在百日之内也不能入宫觐见，以避免传染。由此可见，晋代就已经有隔离制度，并且得到了严格执行，这对于防止疫病传播起到了重要作用。唐代，由政府出面建立疠人坊，专门收治隔离麻风病患者，还派有专门官员负责。宋神宗熙宁八年（1075），杭州发生疫情，染病百姓不计其数。苏轼在杭州建立了很多病坊，专门收治染病患者，这些"病坊"起到了简易隔离的作用。他招募僧人到各坊进行管理治疗，每天早晚，僧人们按时准备病人的药物和饮食。

除隔离以外，人们还在寻找防疫的药物。《素问·刺法论》中记载了汗法、吐法以及使用一种叫"小金丹"的避疫之法。汗法就是"于雨水日后，三浴以药泄汗"；吐法，就是"于春分之日，日未出而吐之"；"小金丹"由雄黄、雌黄、朱砂、金箔等经过严格的炮制过程制成，可以避疫气袭人。

葛洪的《肘后备急方》中也列举了几首"辟瘟疫""辟天行疫疠"的方剂。如"老君神明白散：术一两，附子三两，乌头四两，桔梗二两半，细辛一两，捣、筛。正旦服一钱匕，一家合药，则一里无病。此带行，所遇病气皆消。若他人有得病者，便温酒服之方寸匕，亦消。病已四、五日，以水三升，煮散，服一升，覆取汗出也"。这可以说是医学著作中最早出现的预防与治疗疫病的专方。其中，有以赤散方少许，纳鼻中防治疫病，今天看来仍不失为有效的方法。

孙思邈所著《备急千金要方》与《千金翼方》中收藏了"辟疫气""辟温疫气"的方剂，如辟温杀鬼丸、雄黄丸燃烧或佩戴，或吞服，以防"卒中、恶病及时疫"。孙思邈预防疫病药物的使用方法，除佩戴外，还有口服、烟熏、粉身、身挂、纳鼻、浴体等；防疫药物的剂型除蜜丸外，还有散剂、汤剂、酒剂、膏剂等。药物选取以辛香味厚者为主，如在太乙流金散、屠苏酒、粉身散、雄黄丸、疫瘴发汗青散等代表方中，雌黄、雄黄、细辛、川芎、白芷、桂心、蜀椒等都是使用较多的药物，为今人研发传染病预防药提供了很多借鉴。同一时期的王焘在其所著《外台秘要》中也收录了防治疫病的方剂数十首。到了明代，李时珍则提出用药物焚烧进行空气消毒，病人的衣被也会进行蒸煮消毒，如此做法则可以使"一家不染"。

## 2. 治"疫"法的传承

伤寒与温病是中医外感热病的两大重要组成部分，温病学的辨证论治体系建立在《伤寒论》外感热病证治的基础上。张仲景在《伤寒论》中所创立的六经辨证论治体系，及其治疗外感病的汗、吐、下、和、温、清、消、补八法以及扶正祛邪、治未病等治疗思想，为后世温病学派治法理论及治疗方法的建立奠定基础。尤其，《伤寒论》中治疗里热证的清热、攻下诸法及书中的麻杏石甘汤、白虎汤、三承气汤、白头翁汤等方剂，对吴有性温疫学派的发展也产生了深远的影响。

吴有性关于下法使用的认识源于《伤寒论》，但又不仅仅拘泥于《伤寒论》。下法，又称泻下法、攻下法或通下法，是运用具有泻下、攻逐、润下作用的药物，通过荡涤肠胃，泻下大便或积水，特别是肠胃中的燥屎、瘀血、实热、水饮等从大便而去，以解除疾病的一种治疗方法。张仲景的《伤寒论》在继承《黄帝内经》下法理论的基础上，结合临床实践，首次全面具体地论述下法。《伤寒论》中所论述的下法主要是针对阳明腑实证而设的寒下法，其中著名的三承气汤成为后世运用下法的代表方。吴有性深刻领会《伤寒论》下法的实质，认为下法的关键不仅在于泻下燥结，根本上是要下其邪热。在《温疫论》中，吴氏提出攻下法"非专为结粪而设"，认为温热病的下法主要目的在于泄热，结粪只是热盛的一种表现。吴氏对于攻下法的认识较张仲景更为全面。他在《温疫论》中专门列述了"勿拘于不厌迟""邪未尽可频下""一窍通诸窍皆通"等论点，丰富了温疫攻下法的理论，而且对下法的应用立论更为明确，应用范围也更加广泛。《温疫论》上卷中一共列述了五十条，其中有关下法的论述就达到了十七条，而且还明确地区分了治疗伤寒及温病在应用下法方面的不同，认为疫病治疗决不能囿于治疗伤寒的"下不厌迟"之说。

此外，《伤寒论》治伤寒法中的发汗解表、急下存阴、清热保津、祛湿清热、活血解毒等治法，都对吴有性治疗"温疫"法则的确立提供了理论和实践的依据。尤其《伤寒论》在温热病治疗中提出的保津养阴方法为吴有性提出保津养阴法的理论和实践打下了基础。张仲景非常注重"存津液"对热病的重要性，并论述了"亡阴""亡津液"等病发生的原因，如太阳篇第59条所说："大下之后，复发汗，小便不利者，亡津液故也。"阳明篇第235条说"阳明病，自汗出，若发汗，小便自利者，此为津液内竭，虽硬，不可攻之"等。同时，《伤寒论》中还创制了著名的清热生津方剂，如人参白虎汤、黄连阿胶汤、竹叶石膏汤、麦门冬汤等，并提出了治疗上的一些禁忌。吴有性在论治热病时，重视伤寒的存阴法，尤其对温邪化燥伤阴的治疗格外重视，处处体现了固护阴液的思想。

宋金元时期，外感热病的治疗方法逐渐丰富并开始有所突破。庞安时是第一位明确提出伤寒与温病当寒温分治的医家，他在前人辨治温疫的基础上，提出"温毒五大证"，明确温疫的辨证论治，对后世临床辨证论治温疫产生了深刻的影响。庞氏将"温毒"分为"赤脉攒证""青筋牵证""黄肉随证""白气狸证""黑骨温证"五证，并针对这五证，在治疗用药方面大量使用清热解毒之品，如石膏、知母、栀子、大青叶、生地、羚羊角、丹皮、寒水石等，为后世医家治疗热病重用寒凉药，治温疫重用清热解毒之品的学术主张埋下伏笔。金元时期，刘完素在热病治疗方面也提倡以寒凉药为主，亲自拟定表里双解等方，从而突破了长期以来治疗外感热病"法不离伤寒，方必宗仲景"的藩篱。这为后世以寒凉清热为主的温病治疗学体系开创了先河。相对于庞安时和刘完素，吴有性既重视清热解毒之法，更提倡"通下"在疫病治疗中的作用，进一步完善了疫病的治疗方法。

# 二、学术特色

吴有性的《温疫论》是我国医学文献中一部论急性传染病的不朽专著，其对温疫的病因、病位、病邪传变和治疗法则及具体方法等，均提出了不少独特的见解，特色鲜明，富有创新。吴氏治疫，着力于祛邪，这也是贯穿于《温疫论》全书的基本观点。

## （一）温疫病因杂气致病

《温疫论》的问世，丰富了中医的病因学说。早在《黄帝内经》中就已经确立了"百病皆生于六气"的基本观念。古人认为，相对于人体的"正气"而言，自然界中包含了六种不同的致病邪气。六淫，即风、寒、暑、湿、燥、火，在正常的情况下称为"六气"，是自然界六种不同的气候变化，是万物生长的条件，对人体是无害的。当气候变化异常，六气发生太过或不及，或非其时而有其气，以及气候变化过于急剧等，在人体正气不足，抵抗力下降时，六气才能成为致病因素，并侵犯人体发生疾病。这种情况下的六气，便称为"六淫"。六淫就是不正之气，所以又称其为"六邪"。一直以来，"六气致病学说"都是中医外感病病因的基本理论。然而，吴有性突破了这一传统病因学观点，提出温疫病因的新概念——杂气学说，在中医病因学说中独树一帜。

在隋代巢元方"戾气"观点的基础上，吴有性首次系统完整地确立了"杂气学说"。他认为，温疫的流行"不可以年岁四时为拘，盖非五运六气所能定"，而是感染了自然界的一种"杂气"所致。在《温疫论》全书中，杂气又称为戾气、异气、厉气、疫气等，是天地间别有的一种特殊的"气"，具有"老幼相似""阖门传染"的特点。

### 1."杂气"的特点

吴有性在《温疫论》中解释"杂气"为："温疫之为病，非风、非寒、非暑、非湿，乃天地间别有一种异气所感。"他把天地间这种特殊的"异气"统称为杂气。古籍中所提及的"疠气"也是杂气的一种，即"疠气者，亦杂气中之一"，但是"疠气"属于"杂气"中异常凶险、致病性极强的一种，其"有甚于他气，故为病极重，因名之疠气"。杂气具有以下特点：

其一，物质性。杂气是自然界中一种客观存在的物质。吴有性指出："气无形可求，无象可见，况无声复无臭，其来无时，其着无方，众人有触之者，各随其气而为诸病焉。"明确指出了杂气的物质性。杂气以"气"命名，毫无疑问，它的物质基础是"气"，属于自然界中"气"的一种。由于自然界中的物种非常繁多，所以自然界中气的种类也是无限的。不仅如此，自然界中的"气"与"物"息息相关，"气"是"物"产生的基础，而且"物"也可以转化为"气"。吴有性以植物需要雨露，动物离不开饮食为例，精辟地论述了气与物的关系，认为"夫物者，气之化也，气者，物之变也，气即是物，物即是气"。他明确地指出"杂气"虽然是一种客观存在的物质，但它却不能被人体的感觉器官直接觉察。吴有性把这种特性描写为"无形可求，无象可见，况无声复无臭。"杂气虽然极其细小而不能被人觉察，但它却拥有极强的致病能力，即所谓"此气之来，无论老少强弱，触之即病"。由此可以看出，吴有性概念里的"杂气"具有物质性、不可察觉性、致病性等基本特征。

其二，特异性。杂气既不属于大家公认的"六气"，也不同于古人所说的"非时之气"，《温疫论》完全否定了《内经》中六淫之气可以引起疫病的观点。在《温疫论》"原病"篇中，吴氏对"非其时有其气"引起疫病的论点进行批驳，他认为：一方面，自然界中寒热温凉的变化都是受到风雨阴晴变化的影响，自然界的这种气候变化是非常平常的事情，而且温暖的气候属于自然界的一种中和之气，能使万物生长，气血融合，不足以成为疫病发生的原因，如："假令秋热必多晴，春寒因多雨，较之亦天地之常事，未必多疫也。"而且疫病有时候也会发生在气候正常的时候，这就无法用非时之气的理论解释；另外一方面，从疾病的反应说来，二三月或八九月天气温凉，也会有病重者大热不止，失治而死。五六月气候炎热，反而会出现病轻热微，不药而愈者。由此可见，疫病的原因不能简单用"非其时有其气，春应温而反大寒，夏应热而反大凉，秋应凉而反大热，冬应寒而反大温，得非时之气，长幼之病相似以为疫"来解释。

总之，杂气并不是气候变化所能导致的，而是感天地之疠气而生成的另外一种具有传染性的致病物质。

其三，多样性。杂气种类繁多，且致病性各异。吴有性认为天地间的杂气不仅种类繁多，各种不同的杂气还有优劣之分。他在《温疫论·杂气论》中指出："天地之杂气，种种不一，亦犹草木有野葛巴豆，星辰有罗计荧惑，昆虫有毒蛇猛兽，土石有雄硫硇信，万物各有善恶不等，是知杂气之毒亦然。"以自然界中品物的无限多样性为例，取类比象来说明杂气优劣繁杂的特点。那些拥有强力致病性的杂气就属于"杂气之毒"，即劣性有毒的"杂气"。从现代微生物学的观点来看，自然界中有许多不同的微生物，有些微生物对人体有益，有些微生物可以致病，吴有性所在的时代不可能发现微生物的存在，但他不仅指出杂气之毒可以导致疫病，同时还认识到杂气对人体也有善恶之分，这种对杂气性质的深刻认识，正是通过长期悉心地观察和丰富的实际临床经验，以及大胆的推测得出的结论。

其四，偏中性。不同种类的杂气可以导致不同的病证。在实践中，吴有性观察到，一种杂气只能引起相应的一种温疫，不同种类杂气致病，所出现的病种不同。而且，同一种温疫的临床表现虽然因人因时而异，但临床经过则基本相似，都具有一些特定的共有表现，如大头瘟的特点是"头面浮肿"，虾蟆瘟的特点是"咽痛咽哑"，探头瘟的特点是"呕血暴亡"，疙瘩瘟的特点是"瘰核"等。究其原因，吴有性认为戾气为病具有"某气专入某脏腑经络，专发为某病"的特异性。不同杂气致病对脏腑经络具有特异的定位性，"当其时，适有某气，专入某脏腑经络，专发为某病"，各种温疫的共有表现，反映了该种温病具有同一的脏腑经络病理变化基础。而且，杂气为病既可以出现发颐、大头瘟、虾蟆瘟、疟痢、痘疮、斑疹、疮疥疔肿、瓜瓤瘟、疙瘩瘟等疾病，也可以出现疔疮、发背、痈疽、流注、流火、丹毒等外科疾病。把传染病的病因和外科感染疾患的病因纳入同一范畴，这在防治外科感染疾病时，具有非常重要的理论和实践意义。不仅如此，杂气的"偏中性"还反映在物种之间的差异上，吴氏发现"天行之气，偏中于动物者，如牛瘟、羊瘟、鸡瘟、鸭瘟，岂当人疫而已哉""牛病而羊不病，鸡病而鸭不病，人病而禽兽不病"。他认为牛病而羊不病，鸡病而鸭不病，人病而禽兽不病等情况，也是由于不同的致病因子所导致的。

其五，流行性。通过仔细观察，吴有性将疫病流行分为盛行之年、衰少之年、不行之年，即较大范围流行、较小范围流行、没有流行三种情况。认识到疫病的流行形式既可以形成大流行，也可以发生散发性传播。

疫病盛行之年，戾气传染性强，发病人数众多，即："此气之来，无论老少强弱，触之者即病……延门阖户，众人相同。"而且病情多比较严重。然而，在疫气衰少或微疫的情况下，里闾中所患者不过几人，或者村落中仅仅是偶有一二人患病。但是，这种散发的疫病其"脉证与盛行之年所患之证，纤悉相同，至于用药取效，毫无差别"。对于疫病流行范围、流行规模与传染性的差异，吴氏认为与感邪轻重有关，尤其与杂气的盛衰密切相关，即"其年疫气盛行，所患者重，最能传染，即童辈皆知言其疫。至于微疫，似觉无有，盖毒气所钟有厚薄也"，明确提出了杂气毒力的强弱是决定流行规模的关键。

此外，疫病流行程度还有一定的季节性和地域性。吴有性认为由于杂气"在岁运有多寡，在方隅有厚薄，在四时有盛衰"，温疫虽然一年四季都会发生，但由于时令不同，疫病流行会出现多寡相异的现象，一般仲夏感者多，春秋次之，冬时又次之。夏季炎热，容易滋生各种细菌和病毒，这种观点与现代研究结果也是吻合的。每当疫病流行之时，吴有性发现疫情有时并不是举国皆然，而是此地有，则他处无，或者此处严重，他处较轻，有着明显的地域分布，吴有性把这种现象称为"病偏于一方"。不同地域，人们的生活习惯、环境和气候均有所差异，这些都是疫病流行地域性差异的原因。

吴有性通过细致的观察，创造性地提出了温疫是由不同于六淫外感病因的杂气所致，并系统地论述了杂气的特点，超越了传统的六淫致病模式，揭示了疫病的诸多规律。然而，吴氏的杂气学说在当时的历史条件下只能成为温疫病因学方面的一种假说，在缺乏科学依据的情况下不能上升成为真正的理论形式。

### 2."杂气"的致病机理

杂气致病分为"天受"和"传染"两种，即"邪之所着，有天受，有传染，所感虽殊，其病则一"。也就是说，由于疫病的传染途径不同，有直接传染与间接传染的区别。吴有性在研究温疫病的过程中发现，疫病往往具有起病急、传变快、可传染等特点，且初发症状中多不见太阳表证。因而对古人"风雨寒暑，循毫毛而入腠理"及"六淫……先自经络流入，内合脏腑"的说法产生了疑问，他在《内经》"人口鼻之气，通乎天气"等理论的基础上，明确提出了天地之间的杂气是"从口鼻而入"传染人体的观点，否定了历代医家遵循的"腠理"传入和"经络"流入的观点。吴氏认为，杂气经口鼻进入人体，口鼻呼吸时，吸入有疫邪的空气而传染得病，这种经口鼻传染的疫病就是"天受"；所谓"传染"是指接触传染而得病，与患者亲密接触，或者摄取了被污染的水和食物等导致发病。吴氏对疫病传染途径的这种认识，在当时缺乏先进技术的时代确是很了不起的。温疫自口鼻而入的观点被后世叶天士、吴鞠通等所继承，叶天士的"温邪上受，首先犯肺"，吴鞠通的"温病出口鼻而入，鼻气通于肺，口气通于胃"等均受到了吴有性观点的影响。

疫病流行时期，为什么有些人发病，有些人却安然无恙呢？难道"杂气"也有自己的喜好？对此，吴有性以《内经》中"邪之所凑，其气必虚""两虚相得，乃客其形"的发病原理予以解释。他认为温疫无论是发病过程还是预后转归，都是在一定条件下，杂气和正气双方共同起作用的结果。首先，天地间有杂气，人体也有杂气，在正常情况下，天地间的杂气被正气所制约，不会导致疫病的发生。然而，自然界的正气一旦有所不及，杂气中的强悍一面就可能变逆作疫，造成疫病的发生和流行；人体自身的杂气在健康状态下是被人体正气所制约的，当人体"遇饥饱劳碌、忧思气怒，正气被伤"之时，正气制约杂气的能力降低，杂气就可能脱离正气的控制，变逆作疫，引起疾病。即"凡人口鼻之气，通乎天气，本气充满，邪不易入；本气适逢亏欠，呼吸之间，外邪因而乘之""正气稍衰者，触之即病"。由此可见，在温疫发病过程中，只有当人体的正气虚弱时，才会发病，正气亏虚是温疫发病的重要内在条件。为此，吴有性还举例说明"昔有三人，冒雾早行，空腹者死，饮酒者病，饱食者不病"，为什么三个人同样接触致病的"杂气"，有人会死，有人会病，而有人却不病呢？原因就是其机体自身"正气"的强弱。饮食、情绪等都会导致正气被伤，从而使正气在与邪气的斗争中处于弱势，最终导致疾病的发生。

吴有性认为杂气进入人体后不会马上发病，而是"感久而后发"，即杂气侵袭人体后要经过一段时间后才发病，与现代的"潜伏期"概念相类似。由于时代的限制，吴有性不可能真正认识到潜伏期，但他却阐明了杂气致病有潜伏过程这个客观事实。值得特别指出的是，吴氏所论的潜伏，与历代医家所谈的伏邪不同。首先，吴有性所指的潜伏对象是"杂气"，而伏邪学说中潜伏的对象是六淫中的邪毒。而且吴有性在《温疫论·伤寒例正误》中对传统的伏邪学说持鲜明的反对态度，他认为："今冬时严寒所伤，非细事也，反能藏伏过时而发耶？更问何等中而即病？何等中而不即病？且言寒毒藏于肌肤之间，肌为肌表，肤为皮之浅者，其间一毫一窍，无非营卫经行所摄之地，即感冒些小风寒，尚不能稽留，当即为病，何况受严寒杀厉之气，且感于皮肤最浅之处，反能容隐者耶？以此推之，必无是矣。"肌肤腠理之间不可能有寒毒藏身的空间，至于伏邪学说认为病邪侵犯人体后，可伏于体内，待到另一个季节再发病，其病邪的性质还可以发生变化，如寒邪转化为温邪等，就更是无稽之谈了。可见吴有性是反对伏邪学说的。

由此可见，温疫病的发病必须有戾气的传染，在戾气凝集毒力增强，而人群的正气普遍不足时，往往形成温疫病大流行。

## （二）温疫传变，邪伏膜原

传变是病邪在人体内的传播变化。病邪的传变，必然反映在证候的变化上，所以传变又是疾病的发展演变过程。吴有性在《温疫论》中较系统地论述了温疫的"邪伏膜原"说和疫病的九种传变形式，最早探讨了疫病的传变规律。

### 1. 定为膜原

通过多次对温疫大流行的观察，吴有性引用《黄帝内经》中"膜原"的概念，创立了以"邪伏膜原"为中心病机的温疫新说，解释疫病的侵袭途径、病理特点、传变规律，并创立"邪伏膜原"的辨证论治方法。"膜原"到底是什么？它在什么位置？古人并没有给出精确的答案，同命门、三焦一样，"膜原"这一概念自出现之时起就存在争论，尽管后世各家学说对此皆有所论述，但关于膜原并没有明确定论。

膜原是一种客观存在的物质，它是一种膜性组织。先秦时期，医家对人体进行过粗略的解剖探索，膜原最早是肉眼直视下的形态学概念。然而，由于时代限制，古人在解剖组织形态学上的研究没有能够进一步细化。最早记载"膜原"概念的是《内经》。《素问·举痛论》曰："寒气客于肠胃之间，膜原之下。"又《灵枢·岁露》曰："至其内搏于五脏，横连募原。""膜"字古与"幕"、"募"相通，故又有"膜原""幕原""募原"之称。唐代杨上善在《太素》中记载："膜者，人之皮下肉上膜，肉之筋也。"指出膜是皮肉之间的筋膜组织。明代张景岳在《类经》中解释为："凡筋膜所在之处，脉络必分，血气必繁，故谓之膜原，亦谓之脂膜。"由此可见，膜原是机体内的膜状组织，广泛分布于躯体、脏腑、分肉、腠理及空隙"肓"中，无处不有，具有维系连络的作用。

膜原是介于卫表与五脏之间的一个位置，也是邪气容易停着的特殊部位。《内经》中论及的膜原位置有：脾胃之间，即《素问·太阴阳明论》所说的"脾与胃以膜相连耳"，这里的"膜"就是膜原，居于脾胃之间，是脾与胃的分界；与五脏相连，即《素问·疟论》所说的"邪气客于风府……其间日发者，由邪气内薄于五脏，横连募原也"，说明膜原与五脏相连；肠胃之外，即《灵枢·百病始生》所说的"是故虚邪之中人也……留而不去，传舍于肠胃之外，募原之间"，指出膜原是位于肠胃之外的一个组织。此外，唐代王冰对"膜原"的注解是："膜，谓鬲间之膜；原，谓鬲肓之原。""募原，谓鬲募之原系。"日本医家丹波元简认为："盖膈募之系，附着脊第七椎，即是膜原也。"以上观点认为，膜原是膈肌与胸腹之间的部位，大致位于膈下脘上。虽然关于膜原的位置论述较多，但有两点是可以统一的，一是膜原的具体部位在上焦胸腔内，横膈膜以上和胃上口脂膜处。二是膜原与脏腑有着密切的联系，与脾、胃、肠关系尤为密切。

《内经》中关于膜原的论述与定位为吴有性确立"邪伏膜原"的理论带来极大启示。那么，吴有性所指的"邪伏膜原"病位究竟在何脏何腑？在《温疫论·原病》中，吴有性提出"凡邪在经为表，在胃为里，今邪在膜原者，正当经胃交关之所，故为半表半里"，明确指出膜原位于十二经与胃的交界处，处于表和里之间的位置。同时，由于"胃为十二经之海，十二经皆汇于胃，故胃气能敷布于十二经中，而荣养百骸"，又将胃作为表里气机敷布的中心，膜原居于经与胃之间，表与里之间，又是胃气敷布于十二经的重要关口。同时，吴氏还从病理的角度反证了膜原的位置，即"温疫之邪，自口鼻而入，则其所客，内不在脏腑，外不在经络，舍于伏脊之内，去表不远，附近于胃，乃表里之分界，是为半表半里，即《内经》疟论所谓横连募原者也"。清晰地指出膜原既不在脏腑，又不在经络，而是在胃腑附近。

实际上，吴有性对于膜原的认识已经不是简单的位置问题，邪伏膜原实际上已经成为疾病发展到某一病理阶段的病位病机的概括，属于"半表半里"证阶段。吴氏认为温疫初起多为邪伏膜原，表现为先憎寒，继而兼见发热，日后则但发热而不憎寒。初起二三日内，脉不浮不沉而数，发热日晡益甚，伴头疼身痛。病轻者苔现薄白，病重者白苔厚如积粉，满布舌面。并常可兼见三阳经表证。湿热疫初起阶段的病理表现既区别于伤寒初起的太阳表证，又有别于一般的燥热病初起，它湿浊重，稽留难化，而一旦化热化燥又能迅速入胃出现阳明热证。吴有性确立"邪伏膜原"的概念，较好地表达了膜原证候湿热性质的特点。此后，清代医家周学海将吴有性邪伏膜原说加以发挥，提出"伏邪皆在膜原"。他认为人感受四时不正之气，"其由皮毛入者，方始中于表也，必发寒热；由呼吸入者，其始中于肺也，必发呛咳；中于胃也，必发呕满。或以其势微而忍之，或攻之而未尽，适遇劳力汗出，及与房室"，病邪遂变为伏邪潜伏在体内，必定附着于"膜原"部位。

膜原处于经络与胃腑交界之处，疠气入侵，自口鼻而入。吴有性认为，疠气侵犯人体不像外感六淫之气那样能够体察，也不像金刃虫兽所伤那样直观，疠气进入人体后先伏于半表半里的膜原之处。潜伏于膜原的伏邪如果发作，或从外解，或从内陷，从外解者多为顺证，从内陷者多为逆证。可见，膜原是温邪传变的重要转折点。吴有性将疫邪从膜原传变按照表里先后的不同分为九种，即"九传"之别，包括先表后里、但表不里、表而再表、先里后表、但里不表、里而再里、表里偏胜、表里分传、表里分传再分传。"九传"尽管复杂，但归结起来无非是表、里二传。邪传于三阳经为表，而呈现三阳经的症状。如邪从外解，可出现发斑，或各种形式的出汗，如战汗、狂汗、自汗、盗汗等。邪传于胃为里，可出现胸膈痞闷、心下胀满，或为腹痛、便结、热结旁流、协热下利、呕吐恶心、谵语、唇焦、舌苔焦黑起刺等里热内盛之证。

吴有性的膜原说是一套完整的证治系统理论，是对《内经》"膜原"理论的创造性应用。

### 2. 疫邪九传

温疫的传变从半表半里的膜原开始。由于伏邪盘踞在膜原，内外隔绝，表气不能通于内，里气难以达于外，故伏邪一时不能透尽。伏邪不尽，则变证迭起，层出不穷，反复难愈，这就是九传的病理基础。"九传"也可以被理解为温疫病九种不同的临床表现，正如《温疫论·统论疫有九传治法》所说的"九传者，病人各得其一，非谓一病而有九传也"。这九种传变并不是指一个病人的病情就有九种变化，而是每一个病人都只属于一种传变。

### （1）向表传变，但表不里

指疫病中只出现头疼身痛、发热、凛凛恶寒等表证，而无胸腹胀满之里证，饮食正常，不烦不渴。如邪外传，由汗解，或从斑消，是顺证。

表而再表：指邪在膜原，发而未尽，在里仍有残留之邪，数天后又复发热，脉洪数如前。斑者仍从斑解，汗者仍从汗愈，未愈者仍如前法治之。

（2）向里传变

但里不表：指膜原之疫邪不从外解，只从内陷，所以不出现表证，只有里证存在；若邪传里于上焦者，则见胸膈痞闷、欲吐不吐，或虽得少吐亦不快；邪传里于中下者，则见心腹胀满，不呕不吐，或大便秘结，或热结旁流，或协热下利，或大肠胶闭；邪传于里，若上中下三焦皆病者，不能用吐法治之。

里而再里：指用吐法或下法后，邪仍未尽解，依然继续用吐或下法治之者。

（3）表里传变

表里分传：指邪从半表半里分别向表里分传，半出于表，则现表证；半入于里，则现里证。

表里分传再分传：属于表里俱病之证，解后复发者。

表胜于里，里胜于表：若表胜于里者，即传表之邪多，传里之邪少，表证多而里证少，当治其表，里证兼之；若里胜于表者，即传里之邪多，传表之邪少，里证多而表证少，但治其里，表证自愈。

（4）表里先后传变

先表后里：指温疫之邪从膜原向表溃散时，先出现表证，而无里证；病久不去而入里，然后才出现里证。

先里后表：指疫病一开始即见但热不寒等里热内盛之证，用攻下逐邪法治疗后，里证解除；但二三日内又复发热，反加头痛、身痛、脉浮等表证。

总体来说，这九种传变，都是邪气离开膜原之后的各种变化。虽然九种传变形式复杂、变化多端，但都没有脱离于表里之间。

与阴阳概念一样，表里概念也是相对而言的。吴有性借用表和里的概念创建了表里九传辨证论治体系。然而，吴氏所提到的表和里与《伤寒论》概念中的"有一分恶寒，便有一分表证"中的"表"完全不同。《伤寒论》中的"表"与"里"是指体表与体内相对而言，只要邪从皮毛而入后，不在体表均属于"里"，这里的"表"是皮毛腠理之表，以恶寒、发热、头身强痛为主要表现；而《温疫论》中的"表"与"里"主要指邪"在经"与"在胃"的区别。"凡邪在经为表"，以通体发热而无胸腹闷满之症为主要表现。吴氏创立的九传理论中强调了邪从口鼻而入伏于膜原，没有邪在皮毛腠理的阶段，邪气一旦离开膜原，不同的患者会有不相同的表现。

吴有性认为，掌握疫病传变过程是指导疫病治疗的关键，如果不了解这九种传变过程，不知道邪气存在的部位，就好像盲人失去了拐杖一样，没有可走的道路供其选择，也像聋人听五音、辨宫商一样，没有音乐可以听到，就无法选择。医生临证时本应发汗却未发，本应泻下却未泻，或者应泻却汗，应汗却下，出现倒错误治；或者只是寻找枝叶，忽略根本，只治疗病人的症状，不治疗病人的邪气，这些错误都是一样的，不知治病求本。

温疫病九传理论的提出，说明疫疠之邪气侵犯人体以后，引起的变化是错综复杂的。同时，也为进一步认识温热病的传变提供了一定的思路，对后世研究、发展温热病的理论有一定参考价值，如叶天士在《温热论》中提出的卫气营血传变规律，在一定程度上也受到了吴氏《温疫论》中"九传"的影响。吴有性提出的九传内容，突破了前人认识外感热病单纯从表传里的传变思想，提出了病邪可由里传表的传变形式，可以说是一大创举。

## （三）温疫治则逐邪第一兼以扶正

吴有性认为，在临床上真正的伤寒比较少见，而"温疫多于伤寒百倍"，比比皆是。因伤寒与温疫不同，因此，吴有性在温疫治则方面提出许多独到的见解。他认为，戾气伏于"膜原"，"膜原"又是"半表半里"的位置，但此半表半里与以往《伤寒论》中的半表半里概念不同。《伤寒论》中针对半表半里的病变采用"和"法，主要达到"调和气机"的目的，而《温疫论》中伏于半表半里的戾气则需要"溃"，将疫邪"溃散"。

### 1. 攻逐邪热

开门逐邪，给邪出路是吴有性辨治温疫病的首要原则。吴有性认为，逐邪是治疗疫病的第一要义，他提出"客邪贵乎早逐""邪不去则病不愈"等观点，这也是贯穿《温疫论》全书的基本观点。

在伤寒的治疗中，先表后里是很重要的治疗原则之一。但是，吴有性没有遵循仲景之说，对于疫病的治疗他没有恪守先表后里的原则，而是倡导以通为本，以攻为治，认为逐邪为第一要义。在阳明病的治疗中，表邪未解，是不可以使用承气汤攻下的，若攻邪过早则出现小便难等弊端，如《伤寒论》第189条记载："阳明中风，口苦咽干，腹满微喘，发热恶寒，脉浮而紧，若下之，则腹满小便难也。"而吴有性则认为：温疫为病，自始至终都要注意防止邪毒闭塞于内，要趁疫病早期，病人的气血还没有受到疫邪的损伤而消耗殆尽时，人体的津液尚未被疫毒热邪蚀耗，脏器功能尚未紊乱，机体尚能耐受峻猛药力的最佳时期，根据疫邪所盘踞的位置及特点，选择恰当的方药，因势利导，逐邪外出。及时祛邪的患者病愈之后也更容易恢复。由此，他提出："邪为本，热为标，结粪又其标也。能早去其邪，安患燥结也。"感受疫邪后，应及时祛除疫毒，否则病情迁延日久，会发生各种危重症候。吴氏言："疫邪首尾以通行为治，若壅遏闭塞，邪毒何由而泄？"进一步强调祛邪不仅是第一位的，而且祛邪要贯穿于整个疫病的"首尾"，也就是疫病整个过程中。

六淫之气可以化解，而戾气之邪则必须祛除。祛除疫邪无外乎汗、吐、下等方法，使有形可见之邪从体内驱逐出去。因此，吴有性创立的治疗原则及各种治法也时时处处围绕着一个主题，那就是"驱邪外出"。了解疫邪所在的部位，推断疫邪离开膜原的多少，是尽早驱除病源的前提。《温疫论》卷上"邪在胸膈"篇记载："疫邪每有表里分传者，因有一半向外传，邪留于肌肉，一半向内传，则邪留于胃家。邪留于胃，故里气结滞，表气因而不通，于是肌肉之邪，不能即达于肌表。下后里气一通，表气亦顺，郁于肌肉之邪，方能达于肌表，或斑或汗，然后脱然而愈。"说明温疫邪气传入人体脏腑内，只要没有出现发斑、汗出的情况，就是里气结滞而表气不通的表现，卫气、津液不得宣发于表，此时只能用下法宣通其结滞在内的里气，从而使表气顺达。只有出现发斑或汗出的征兆，才能使疫邪通过里通表顺而解。此外，疫邪传里还会出现头疼身痛、体厥、肢体浮肿等情况，尽管病证多样，但其病机则与上述入里的情况相同，均为里气壅塞，表气不通，"属气闭，阳气郁内，不能四布于外，胃家实也"，必须先通其在里之壅塞之气。

自仲景创立承气汤治疗阳明腑实证以来，后世医家大多用承气汤攻下腑实，认为承气汤的适应证须有"胃中燥，大便必鞕""大便难""胃中有燥屎五六枚"等大便硬结不通或通而不爽的腑实证。而对于阳明无形热盛，只要没有出现便秘，医家大多不用承气汤攻下。吴有性对此提出不同的观点，认为仲景设承气汤，其本意就是为了逐邪，不是专门为了大便硬结而设，如果一定要等待大便硬结，到那时，病人的血液已被热邪灼伤，会产生各种变证，耽误了治疗的最佳时机。吴有性认为，这种变证的产生就是医生养虎为患的结果。因此，他没有拘泥于"泻下不嫌晚"的说法，明确指出承气汤是专为逐邪而设，并非专为结粪而设，突破了前辈医家"承气为攻下燥屎"的传统观点，拓展了下法的运用空间。而且，疫邪为患还有一种比较特殊的情况，有些病人并不出现大便燥结的症状，反而出现大便溏薄，这是由于热邪蒸腾使大便像发霉的酱或者藕塘里的污泥，变得极其臭秽，出现这种大便要特别小心，这种像烂泥一样的臭稀便，即使在病人接近死亡时，也不会形成结块。如果医者坚持等到大便秘结之后才用承气汤，那就为时已晚，再高明的医生也无力回天了。

吴有性还大胆提出，攻下法不一定专门针对腑实证，邪居他处也可以用下法祛邪，丰富了下法的应用范围。在"应下诸症"一节中，吴有性列举了"舌白苔渐变黄""舌黑苔""舌芒刺""舌裂""舌短、舌硬、舌卷""白砂苔""唇燥裂""唇焦色、唇口皮起、口臭、鼻孔如烟煤""口燥渴""口赤、咽干、气喷如火、小便赤黑涓滴作痛、大便极臭、扬手掷足、脉沉而数""潮热、谵语""善太息""心下满、心下高起如块、心下痛、腹胀满、腹痛按之愈痛、心下胀痛""头胀痛""小便不通""四逆、脉厥、体厥"等症，见到上述症状，即使没有大便秘结，也可以应用下法。下法的目的不在于攻下腑实，而是通过通大便，使处在不同部位的邪气随大便排出体外，这种观点体现了攻下之法重在祛邪的学术观点。

吴有性还特别区分了伤寒与温疫在下法上的区别。伤寒下法主要是下其燥结，大便得通则止，很少需要连续使用；而疫病下法最终目的在于泻下邪热，所以强调有邪必除，除邪必尽，往往需要再三使用，正如《温疫论》中说："凡下不以数计，有是证则投是药。"祛邪是治疫的根本，只有破其郁滞、决其壅闭，使气机流通，才能导邪外出。这种有邪必逐、除寇务尽、给邪出路的观点，突出了逐邪治本的思想，可谓深得下法之真谛。而且，必要时，祛邪尚需急证急攻。对于起病急骤、变化迅速、病情凶险、危症迭起的一类疫病，在治疗上更不能墨守"一日一剂"的成规，这样往往是杯水车薪，缓不济急。所以治疗用药，要紧随疫邪的深入和病情的传变而及时调整变换，紧追不舍。吴有性说："此一日之间，而有三变，数日之法，一日行之，因其毒甚，传变亦速，用药不得不紧。"并专门列述"因证数攻"一篇，强调若因为疫病病情的需要，必须几次或多次泻下，这确实需要一定胆量和丰富的临床经验，才能力挽狂澜。

吴有性关于尽早祛邪的法则被后世温病学家完全继承，他们总结成"伤寒下不厌迟，温病下不嫌早"的学说，发展了外感热病的治疗方法。

### 2. 保护津液

温疫的性质属于外感热病，邪气内郁化火，阴血往往容易被热邪耗伤，或因数次持续攻下而重亡。吴有性在《温疫论》中提出"疫乃热病也"，"阴血每为热搏"而耗损，或曾因"不得已而数下之"，认为温疫病在整个病变过程中，有多种机会出现津液亏耗的情况。尤其疫病后期，每每"余焰尚在，阴血未复"。因此，吴氏特别强调疫病治疗中要存津护阴，重视护养津液。

历代医家对外感热病过程中养阴保津液的重要性早就有过较深刻的认识。如《素问·金匮真言论》中就明确指出："夫精者，身之本也，故藏于精者，春不病温。"而《素问·至真要大论》还提出了"热淫于内，治以咸寒，佐以苦寒"的重要治则。津液是人体不可缺少的物质，它具有润泽机体各个组织器官和调节阴阳动态平衡的作用。阴精又是人体防御温邪入侵的重要物质基础。热病过程中，常因汗出、呕吐、泄泻，或误下、误用辛温燥热等药物，消耗人体的津液而损伤阴分，故温疫病的各个阶段，除有明显的热象外，往往伴有渴喜冷饮、咽干舌燥，小便短赤，大便秘结等津伤液耗之症。因此，津伤液耗既是温疫病造成的病理现象，也是疫病的基本病机之一。《温疫论》中针对疫病伤阴的辨治分散在各篇中。

### （1）夺液无汗

吴有性提出，温疫病的里证，在经过反复泻下之后里证本应祛除，脉象上也应该出现浮脉。因为浮脉主表，出现浮脉说明疫邪已经达表，可以随汗而解。然而，有些病人却出现变故，浮脉出现后本应该有汗出，但病人却三五天未见汗出，这是什么原因呢？《温疫论·卷上·夺液无汗》中解释："盖缘下利日久，表里枯燥之极，饮食半月，津液渐回，方可得汗，所谓积流而渠自通也。"又曰："昔人以夺血无汗，今以夺液无汗，血液虽殊，枯燥则一也。"这是因为热邪损伤了津液，导致胃中津气不足，以致汗出无源，因此见不到邪随汗出而解。吴有性认为由于病人反复泻下，泻下的时间过长，造成了在表与在里的津液、血液都极度匮乏，乃至出现体表无汗，汗出乏源的局面。针对这种汗出无源的情况，吴有性认为病人在恢复饮食半月后，通过滋养胃阴津液来充养津汗之源，才能化生正气，体内的津液逐渐复原才会有汗出。由此可见，疫病的病人脉浮、身体发热，不汗出就不能痊愈；血液与津液枯竭干燥的患者，津液得不到恢复就不可能有汗出。人体的血液与汗液都是水谷精微物质化生的，所谓血汗同源，夺汗无血，夺血无汗，就是这个道理。

（2）数下亡阴

《温疫论·卷上·数下亡阴》记载："下证以邪未尽，不得已而数下之，间有两目加涩、舌反枯干、津不到咽、唇口燥裂，缘其人所禀阳脏，素多火而阴亏。"温疫病里证运用下法治疗时，往往因为邪气没有被完全清除，医家不得已多次泻下。反复应用攻下药物后，有些患者就会出现两目干涩、口舌干燥、乃至口唇干燥开裂等症状。吴有性认为这是因为病人禀赋属于阳盛体质，平时就有容易上火的症状，原本就有阴液不足的情况。现在在多次使用泻下法治疗后，加重了阴血津液亏虚的症状，攻下导致津液重伤。针对这种情况，吴氏提出用清燥养荣汤来养阴退热、增水行舟。后来，吴鞠通正是在此基础上在《温病条辨》中大胆使用增液汤、增液承气汤，由此可见，吴有性此举可以说是增水行舟疗法的开端。

（3）病愈结存

病愈结存是指疫病虽然得以初愈，但体内的结块始终没有排出，必须等到体内津液恢复之后，结块才能排下来。《温疫论·卷上·病愈结存》中记载，当疫邪被清除干净后，患者仍然感觉腹部气机阻滞不畅，这就是内部结块还没有去除的表现。此时疫邪已除，医家不能再继续使用攻下热结的方药，那样只能进一步损伤病人的元气和津液，反而会加重积滞的表现，对于治疗体内结块毫无帮助。这种情况下医家不能着急，要静心等到病人的饮食逐渐增加，胃气稍微恢复，体内的阴液得以流畅运行之后，体内得以恢复的津液滋润软化燥结，气机推动其下行，使它排出体外。吴有性自己就曾经遇到过这样的病例，患者在疫病恢复之后，连续吃了一个多月的米粥，才使体内坚硬如石的结块排出。由此他得出结论："攻之徒伤元气，气虚益不能传送，终无补于治结，须饮食渐进，胃气稍复，津液流通，自能润下也。"强调对津液已伤的病患应先进行饮食的调理，增补津液。

## （4）解后养阴

吴有性指出："至调理大要，温病后以养阴为主。"又专门列"解后宜养阴忌投参术"篇，强调温疫热邪解后，有余焰尚存，不宜给人参、黄芪、白术之类的药物。

总的说来，疫病属于以发热为主的病证，疫毒之邪壅滞于体内，阳气受扰，不能顺畅地输布到全身，乃至聚集成为致病的火热之邪，火热阳邪本已容易损伤阴津，若疫病初愈时，损伤的阴津血液还没有得到恢复，此时尤其注意要禁用人参、黄芪、白术之类的温补药，否则不仅不能帮助病人恢复健康，反而会因为使用温补药物而加重病人壅塞的气机。如果患者体内尚有残存的邪气，还会造成病情缠绵难愈，甚至变生其他复杂的变化。吴有性在《温疫论》中就列举了几种疫病后期误用温补药物所引发的变证，如：有的病人使用参芪后，全身的肌肉和关节疼痛不适；有的则四肢拘紧痉挛，屈伸不便；有的病人则因为走窜的火邪，凝聚津液，形成结块状的痰核；有的则全身多处长满疮疡；有的病人两条腿像被钻肉一样的疼痛；有的则见虚痨咳嗽，痰涎壅盛的情况；有的则疫气毒邪，到处流窜、发病；有的则肿胀结块破溃、流淌脓水……吴有性认为这些变证都是过早使用温燥补药造成的损害。

　　疫病初愈，如何使用正确的方法调治呢？吴有性灵活运用清燥养荣汤，专门针对疫病阴津亏虚，血液亏少而干燥的情况进行治疗。同时，他还指出，如病人平素痰涎较多，或者属于少年又体胖多虚的情况，用清燥养荣汤时恐怕会出现影响食物消化、传导的弊病，应适当加减药物使用。总的来说，时行疫邪痊愈之后，与其使用调养治疗的方剂不恰当，不能切中病情，还不如把静心养病、饮食将养作为第一个重要的事情来做更为合适。吴有性这种温热病愈后主张饮食调养的思想，以及其创制清燥养荣汤、柴胡养荣汤养阴、退余热作为善后之治的方法，包括在达原饮中以知母清热滋阴、白芍柔阴和血；治热盛津伤，出现烦渴饮冷，善用梨汁、藕汁、蔗浆、西瓜；治热渴未除、里证仍在，用承气养荣汤滋阴攻下等，都对后世治疗温病重视养阴有很大影响。叶桂曾说"炉焰虽熄，须防灰中有火""慎勿用血药，以滋腻难散"等，这些都是对吴有性观点的继承。

### 3. 顾护胃气

　　胃气思想是中医的重要思想之一，并非一朝一夕形成，亦并非出自一人之手，而是经历了历代医家不断的实践和认识，才形成的一个重要思想。它起源于《黄帝内经》，弘扬于仲景，至李东垣《脾胃论》而成一大流派。金元之后，众医家对胃气的发挥渐臻完善，胃气思想及其临床应用都得到了极大的丰富和发展。吴有性在《温疫论》中特别强调治疫时时不忘顾护胃气，他认为"人以胃气为本"，如果人体的正气充足，则邪气不易进入。胃为十二经之海，胃气在疾病的发生发展过程中有十分重要的作用，胃气的盛衰强弱，往往会决定疫病的转归和预后。尤其，吴有性认为"疫邪与疟仿佛，疟不传于胃，惟疫乃传胃"。既然疫可传胃，在治疗及病后调摄中就更应重视顾护胃气。

### （1）补泻均应顾胃气

吴有性善用下法治疫，在《温疫论》中他条分缕析地列举了三十多种可下证，在详论可下法之外还特别谆谆告诫用攻下法"要谅人之虚实，度邪之轻重，察病之缓急，揣邪气离膜原之多寡"。详尽阐述了攻下法的禁忌证、注意事项，唯恐下法使用不当会伤及胃气。

吴有性认为使用下法首先要辨清病位，《温疫论》在"温疫初起"篇提道："其时邪在夹脊之前，肠胃之后，虽有头疼身痛……又不可下。此邪不在里，下之徒伤胃气……"疫邪不在里时用下法会损伤胃气，此时应该将疫邪分消在膜原。只有见到舌上有纯黄色，并且兼见里证时，是邪已入胃的表现，这时才可以用承气汤类方。此外，需再下者应该小剂量复下、间服缓剂。《温疫论·邪气复聚》记载，遇到需再下的情况，用药不可过量，取小剂量复下，即"宜再下之即愈。但少与，慎勿过剂，以邪气微也"，此时的疫邪已经衰微成为了残余，对付这种残余疫邪应当减少泻下药的用量，不要用过量，过量就会损伤胃气。同时，在反复使用下法时，应该有宽缓的时间，"下后或数下，膜原尚有余邪未尽传胃，邪热与卫气相并，故热不能顿除，当宽缓两日，俟余邪聚胃，再下之"，等邪聚集后再下，以免伤了胃气。吴有性在指出慎用下法以防损伤胃气的同时，也擅长用下法以行胃气。《温疫论·卷上·大便》记载："大肠胶闭者，其人平素大便不实，设遇疫邪传里，但蒸作极臭之物，如黏胶然，至死不结，愈蒸愈闭，以致胃气不能不行，疫无路而出，不下即死，但得黏胶一去，下证自除，霍然而愈。"必要时要善于用下法祛除疫邪，使邪有出路后，胃气才能得以下行。因此，下法在温疫病的使用过程中应权衡利弊，既要小心谨慎，又要及时、果断。

不能妄下，也不能盲补。吴有性认为，参、芪是大补元气最好的药物，也是开胃佳品，服用之后本应立即见效。然而有些疫病初愈的病人用人参后，元气不见恢复，胃气也不见好转，此时要非常小心，并不是人参的作用不够强大，而是参、芪使用不当的结果，应当立即改做其他的治疗方法。温疫病中，如何正确使用参、芪补益才不会壅滞胃气呢？吴有性认为邪在表或邪在半表半里时，使用人参并无大碍。因为邪气在半表半里的时候，容易伤耗人体的气血津液，造成既有邪实又有正气虚损的情况。这时候使用补中益气汤，不仅对病情没有妨碍，而且也容易取得疗效。即使用人参不完全合适，也不至于造成腹部胀满的结果。这是因为邪气还没有入里、没有形成里证。但是，一旦出现里证则切忌投之。什么是里证？吴有性认为，所谓里证，像杂证，气郁、血郁、火郁、湿郁、痰郁、食郁之类，皆为里证。这些里证用参、芪就会出现腹胀。由此可见，有里证、实证时用人参补益会加重病情。尤其，在疫邪传胃时不能用白术，以防壅塞胃气，即吴氏所说："胃本无病，故用白术以健中，今不用白术者，疫邪传胃而渴，白术性壅，恐以实填实也。"既然里实证禁用参、芪，里证泻下后就可以大胆使用了吗？吴氏还是提出慎用的主张。温疫泻下之后，壅滞的气机暂时得到疏通，此时使用人参进行补益气血，应该不会产生腹部胀满。但值得注意的是，人参是入血分在里的补益药，泻下之后虽然气机有所通畅，残余的邪气还存在，再三再四地服用补益药，就会助长邪气阻塞气机，导致泻下之前的病证重新出现。总的来说，泻下时可以使用少量补益药物，这样才能避免气机壅滞、闭塞现象的反复，既促进胃气的恢复，又不至于使邪气再燃。

### （2）善用食补调胃气

胃气强弱关系到病后恢复，因此，吴有性对病后胃气的调理非常重视，他认为病后胃气调理最有效的方法是调理饮食，即《温疫论》卷上"解后宜养阴忌投参术"篇所说："大抵时疫愈合，调理之剂，投之不当，莫如静养，节饮食为第一。""能食者，自然虚回，而前证自除；设不能食者，正气愈夺，虚证转加，法当峻补。"如果人体的胃气强盛，吃东西可以多一些，也可以少一些。假如患病日久之后，胃气受损变得虚弱，最难于调摄。他对病后饮食的调理和食补等都做了说明。

吴有性用生动的比喻来说明如何调补胃气。他把胃比喻成灶膛，胃气就是灶膛中的炉火，饮食就是灶膛里的柴草。胃腐熟水谷后形成精微物质，水谷精微上升发散成为血脉之中的气血，就像灶膛里的柴草燃烧变为火焰，产生能量后将食物煮熟，都是一种升华的过程。饮食糟粕向下转输变成粪便，就好像柴草变为灰烬。因此，灶膛越大装的柴草就越多，火焰也就越旺盛，即使暂时撤掉柴草，灶膛中剩余的火焰还会燃烧着，如果继续添加柴草，火焰还会越烧越旺；假如灶膛太小，像小的烙饼铛，只能塞进少量柴草，一旦塞入过多柴草，反而会压灭火焰而熄火，一旦柴草供应稍微断档，火焰也会很快熄灭。这时再想死灰复燃就很难了。同样的道理，如果病人的胃口刚开始复苏，胃气还很虚弱，给予大量食物、过早进食、过晚进食，都是不可取的。病后饮食调理首先要根据患者自身的情况。"有愈后数日微热不思食者，此微邪在胃，正气衰弱，强与之，即为食复。""食复"即因过食、伤食而造成温疫复发，出现泛吐酸水、呃逆噫气，或心胸腹部胀满憋闷，发热增加。对于食复的轻证，只要减少进食就会自行痊愈。重证患者则需要使用消食导滞的药物才能痊愈。吴有性特别强调疫病后应先进食粥类，"有愈后十数日，脉静身凉，表里俱和，但不思食者，此中气不苏，当与粥饮迎之，得谷后即思食觉饥"。而且最好按照"先与粥饮，次糊饮，次糜粥，循序渐进……"不能过早或者过晚进食，就如同管理炉火一样，白天、夜晚都要适量添柴，既不能让其断绝柴草，又不能一次填满灶膛。病人想吃东西就给他，但要控制饮食的质和量，发黏、太硬的食物都要避免，循序渐进地增加饮食。只有这样才不会造成胃气的损伤，不引起温疫病证候的反复。对于时间久而不思食者，宜加少量人参煎汤服用，以少引胃气，有思食感觉便马上停服。

针对病后饮食，吴有性总结为"若夫大病之后，客邪新去，胃口方开，几微元气，所当接续，多与早与迟与，皆非所宜……"胃气旺盛则食量大，气血充足，胃气衰弱则食少，气血不足，若多食造成痞塞不通，或稍断进食则气血尽绝。可见，胃气的盛衰对温疫治疗和病后恢复有着十分重要的作用，吴有性在治病及病后调摄中始终注重调护胃气，时刻谨记顾护胃气的原则。

### （3）善用温药调胃气

张仲景在《伤寒论》中十分重视对脾胃之气的顾护，甘草、生姜、大枣三药都是常用的护胃、补胃佳品。在《伤寒论》方中，大多数方剂中均用了其中一二味，吴有性受其影响，在温疫病的治疗中从确立治法、组方、药后宜忌到调养都十分重视温性药物对胃气的顾护。

攻下之剂中多为苦寒之品，容易导致苦寒败胃，吴有性在温疫病的治疗过程中十分重视生姜的使用。他在使用白虎汤时，必加生姜煎服，与张仲景的原方有所不同，其用意在于取生姜散胃寒的功效，以调节石膏、知母寒凉碍胃。《温疫论》中提到"药烦"证、"停药"证中均用生姜调和药性，以助胃气。使用承气汤时也常加生姜以期能够使里气一通，不待发散，出现自汗而解，起到畅达气机、透邪外达的功效。生姜走而不守，一般不会出现耗散阴津的不良反应，这对后世温病治疗用药很有启发作用。此外，吴氏在药物的煎服方法中有13首方后均注明用水姜或姜枣煎服药物，取其辛温之性反佐之，既可防承气汤类寒凉攻伐太过，又可调理胃气，可谓对仲景下法的重大补充和发展。

### 4. 细辨体质

针对不同年龄、体质的病人在治疗上应当区别对待，这是中医治病的特色。吴有性在温疫病的治疗过程中特别强调了老年、小儿、妇人体质的差异性，尤其对孕妇，以及身体本已受损的患者，提出应根据不同的年龄特点，体质情况加以区别对待。

### （1）体质差异

临证时要注意分析病人的体质情况，吴有性提出既要注意年龄的差异，如老年慎泻，因其元气已亏；少年慎补，因其气血旺盛。又不能被年龄所束缚，如果老年体强仍可攻邪，若少年质弱切不可滥攻，以免误伤正气，碍阻病邪，要做到辨体论治。

老年人体质虚弱，好比是寒冬腊月的"残腊枯枝"，即使用再多的水浇灌也难以使其重新荣泽，而年轻人却犹如三月的小草，即使干枯了，稍微得到一点雨露的滋润就能重新出现生机，继续茁壮成长。因此，针对这种完全不同的体质状况，要区别对待。吴有性提出，对于老年疾病，最忌讳用一些损伤正气的方法。譬如用承气方泻下，即使用量很小，也可能对老年患者造成强烈的损伤，相反，如果用人参、白术之类的补益药物，即使用较大的剂量，可能在体内所起的作用也十分微弱。因为老年人体内的气血津液已经衰弱，早已衰退的元气也极易遭到损伤而难以恢复，不如年轻人气血充实，生机旺盛，只要体内病邪一除，正气自然能得以康复。所以，对老年体弱的患者要谨慎使用攻下之法，以免损伤正气；年轻气壮的病人要注意慎用补益之法，以免碍阻病邪。但也有一些特殊情况，不能死守定律。遇到有的病人虽然年事已高，但他的身体素质很好、很健壮；而有的年轻的病人，虽然正处于生气勃发的时候，但是他的体质却很虚弱、单薄，应当根据病人的体质情况，灵活地斟酌治疗的措施，不要被平常的用药情况所束缚，拘泥于常规。

儿科素有"哑科"之称，小儿不仅体质特殊，而且不能完整表达自己的疾苦，这对于小儿疫病的诊断和治疗造成一定难度，尤其需要医者详查形候，仔细诊断。吴有性认为，小儿疫病非常容易造成延误。因为有些小儿虽见到发热，但不知道他是否有头痛、身痛、胸腹部胀满等症状，而且小儿呕吐腹泻是儿科的常见症状，一般医生见到呕吐也不会想到是疫病

"协热下利"所造成。因此，小儿疫病容易延误最佳的诊治时期，而且小儿的精神气机本就娇嫩虚弱，筋肉骨骼还柔软松脆，一旦感染时行疫气，拖延时日后容易出现危重证候，如双目上吊，不时惊搐，肢体发痉，十指钩曲，甚则角弓反张等临床上的危急表现。一些医家见到这种情况又会误诊为慢惊风，于是给予患儿抱龙丸、安补丸等，用尽了所有治疗惊风的方剂，却越来越重。甚至，有些医家还滥用灸法，艾火与疫邪两阳相斗，好像火上浇油一样。吴氏认为，小儿温疫邪气的性质与成人一样，所用的药物也与大人相似，凡年龄在五六岁以上的儿童，药量应减少到成人的一半，两三岁左右的儿童，用药相当于成人的四分之一就可以了。如果患儿本身肠胃虚弱，尤其要小心应对，即便很小的误差也会造成祸患，临证治疗要特别谨慎。

女性患温疫病时和一般男子患病没有区别，但是，因女性有经、孕、产、乳等特殊的生理现象，临证治疗时还是要加以重视。吴有性指出，在女性月经刚来、月经刚断，以及子宫出血过多、先兆流产、生产之后，其证候、治疗与男子不同。例如，女性经期患疫病时容易造成"热入血室"。女性月经期间正是各条经脉血液充盈的时候，血液汇流到血室，下泄排出成为月经。月经刚来的时候，疫邪不是进入胃腑，而是容易乘机进入血室，从而出现夜间发热、谵语等热入血室的表现。张仲景在《伤寒论》中说："妇人伤寒，发热，经水适来，昼日明了，暮则谵语，如见鬼状者，此为热入血室。"最早对"热入血室"有了明确的表述。吴有性也认为，针对女性经期疫病，不能大肆使用攻下泻胃的方法，只要热邪能随血液的下流而祛除就可以了。如病人出现胸满、疼痛、状如"结胸"的症状，这是邪气与血液郁结在胸部造成的，治疗时应当用针刺肝经的期门穴，来开通闭塞的郁结，或者使用柴胡汤治疗。如患者在月经刚断时患疫病，此时血室之中空虚，邪气易乘虚传入血室，邪气盛而正气亏虚，经脉之中的气血不够振奋，不能驱散邪气，而且进入血室的邪气，不能随着血液的外泄而外出。

因此，妇人经期感受疫邪，必须辨清血虚与血实的区别。血室空虚时应当使用柴胡养荣汤进行治疗。新产后的女性，由于失血过多，冲任空虚，与平素月经淋漓不断的人体质一样，经脉之中的气血亏虚已久，与上述月经刚断、感受邪气在治疗上思路是一样的。

孕妇感受时行疫气时也应该按照病情的需要使用三承气汤。吴有性特别提醒医者，千万不能因为病人是孕妇就顾虑重重而不敢使用承气汤，更不能被人参、白术可以安胎的说法所迷惑而滥用安胎药物。如果见到孕妇就使用安胎方补益，势必会造成邪火之气的壅滞，体内的热毒邪气使胎气更加不安宁，而且邪气与血液搏结在一起，胎气得不到滋养。吴氏把这种情况比喻为朽木挂钟，即梁木如果已经腐朽了，挂在上面的大钟肯定会掉落下来。只有应用承气汤，驱除火热邪气，高热消散，正气得到恢复，胎气也就自然巩固了。此时，用大黄反而胜过白术，成为安胎的妙药。如果病人腹部剧烈疼痛，像被锥子扎一样，腰痛如折，此时正是胎要坠落的时候，即使使用承气汤也只能治愈母亲而不能保胎了。

**（2）四损辨治**

吴有性针对大劳、大欲、大病、久病这四种受损体质的温疫病，也提出了特殊的治疗原则，强调应当以调理顾护病人的元气为主，兼以适当的祛邪药物。

吴有性把患者出现气、血、阴、阳的严重不足，合称为四损。他认为，当病人劳累过度，或房事过频，或重病之后，或病久不愈时，必然出现气血阴阳极度虚衰。如果此时再感染温疫病邪，即使病邪毒力较轻，也将会发展成为较重的难治之病。原因在于病人自身元气亏损，病邪容易侵入并传里，通常民间谚语"伤寒偏死下虚人"说的就是这种情况，即伤寒邪气引起的病证，专门会导致下焦虚损之人的死亡。

一般正气不足的患者，出现呼吸喘促、语声低微或想说话却无力发声等情况，即使感受较重的病邪，也见不到脘腹胀满的症状，如果误用承气汤之类的攻下药，不是使病情加重，就是导致病人死亡。这是因为已经亏损的正气再次受到疫邪的损伤，导致邪气侵入更加深重；血虚的病人会出现脸色发黄而没有光泽，口唇苍白，多是由于吐血、经血过多，或者产后失血过多，或者由于肠道出血、痔疮出血过多等，血虚之人感受温疫邪气虽然很重，却不会出现面红目赤等阳盛证候，如果错误地使用承气汤，就会使营血越发被消耗而加重病情；肾中元阳不足的患者，四肢发凉，或凉过肘膝，或者怕冷，常有腹泻，这种阳气受损的病人感受的邪气虽然很重，却不出现发热、舌燥、口渴、舌苔起刺等症状，如果错误地使用承气汤治疗，病人的阳气就会更加损耗，导致阴液凝滞，疫邪也会留滞在体内，轻证的病人就会逐渐加重，重证的病人甚至会因虚致死；肾中真阴不足的患者，体内阴液枯竭，会见到皮肤粗糙，甚者像甲片一样一片一片地堆积在一起，这种病人感受邪气后，应当汗出的却因汗出乏源而无汗，应当出现四肢厥逆的也见不到肢体发凉。治疗时如果错误地使用承气汤，就会造成津液枯竭，邪气凝滞不行，使病情加重。

对凡是"四损"等特殊情况的病人，切不可用常规的方法治疗，应当根据病人虚损的情况慢慢调理，经调治病情没有好转，可以略加以常规治法治疗，如果仍然无济于事则是因为病人虚损已十分严重。所以，吴氏认为，四损的情况中，有一、二种虚损，而且程度比较轻，尚有治愈的可能，如果程度严重就难以治愈了。至于病人有三、四种损伤，即便像卢氏、扁鹊那样的名医再世，也无可奈何了。这是因为元气极度亏损，而且化生气血津液的源泉也枯涸了，就再也不能恢复了。由此可见，温疫病病人在特殊的情况下也能用补益的方法治疗，不可拘泥于攻下祛邪这一治疗原则，如在四损的温疫病中用攻下法就是治疗禁忌。

## 5. 治禁原则

温疫病是因戾气感染而发病，吴有性认为戾气是有形之邪，不是无形之气。因此，温疫的治疗与其他外感热病的治法有所不同，针对戾气致病的特点，吴氏提出了温疫病治疗的三大治禁原则。

### （1）不可妄投破气药

吴有性认为，疫气胀满从根本上看是客邪累及本气造成。首先要分清导致胀满产生的原因是"主人"还是"客人"所为。温疫发热的患者，如果出现上腹部的胀满，应该首先详辨胀满产生的原因，不能一味使用破气药，若单用破气之品不仅会破坏患者自身的元气，还不能起到祛邪气的作用，非但胀满不能消，还会导致津液更加耗伤，热结越发难以治愈的后果。为此，吴有性专门列"妄投破气药论"篇，详细阐述了疫邪发热出现胸膈胀满的不同治疗方法。

破气药的使用前提是搞清"主客之分"。"主"指患者自身原本就存在的气机壅塞；"客"指外感邪热之气所导致的气机壅塞。如果患者出现的上腹部胀满是由自身肝气太过，情志郁结所导致，或者由饮食失节，胃气壅滞，并不是感受外邪疫毒所导致，也没有其他邪气的干扰，这就是"主人"自身的问题。解决这个问题相对简单，只要运用木香、砂仁、豆蔻、枳壳之类常规的理气药疏通气机，使壅塞通开，就可以恢复气机的升降，解决胸胁胀满的问题；如果是外来客邪造成的胀满，单纯使用青皮、枳实、槟榔等辛香开破气机的药物，则完全达不到疏通气机的目的。疫毒邪气传输到胸膈、胃脘部后，阻碍了气机的升降，由此而产生的胀满，必须从根本入手，选择以攻邪为主，只要外来的邪气祛除，病人本身的气机自然就会恢复升降，胀满也会随之立即消失。

外来的疫邪从哪里祛除？邪毒造成的胀满用什么消除呢？吴有性指出："所谓一窍通，诸窍皆通，大关通，而百关尽通也！"这一窍主要指在下的一窍，即肛门，只有邪气向下排出，体内其他关口才有可能会因此而通畅。也就是说，针对外邪引起的胀满，必须使用下法逐邪才能解决问题！如果下焦气机不通，则会导致中焦气机郁闷滞塞而胀满，进一步影响上焦气机不能下降而出现胸满，病人三焦均气郁不运，形成积滞。即使膜原有一些残存的邪气，也已经没有能够传变的道路，因此在表在里、在上中下三焦都有气机的阻滞，形成痞满、胀满、燥结、闭实的证候。这正是使用大承气汤的适应证，倘若大便畅通则诸证皆减。吴有性认为，这就好比河道中行船，只有等前边的船只开走之后，后面的船只才可以紧跟着前行的船只一起前进。此前所有郁结在肠胃中的邪气，也因此而向下移动、排出。肠胃的气机畅通、舒展之后，在膜原的部位假如还有余邪外传，这些残存的邪气也可以进一步传变到胃部，并且借助于泻下的气机，顺势向下和排出体外。

### （2）不可妄投补剂

吴有性在温疫治疗中对补法的运用十分谨慎。他认为"有邪不除，淹缠日久，必至尪羸"，强调有邪必须早除，所谓："邪去而正气得通，何患乎虚之不复也？"只要邪气祛除，正气自然会恢复。相反，如若妄"投补剂，邪气益固，正气日郁，转郁转热，转热转瘦，转瘦转补，转补转郁，循环不已，乃至骨立而毙……不知杀人无算"。对补益药物的使用必须慎重，否则会导致邪气更加固着难去，而正气被郁，加重病情。

在"妄投补剂论"篇中，吴有性严厉批评了那些不注意辨证，妄投补剂的庸医，他认为，庸医在面对温疫患者时只看到了他们极度虚弱的表面现象，却没有真正发现疫病过程中这种虚弱症状出现的根本原因。见到虚弱羸状就一味蛮补，最终导致病情加重。吴氏认为"无邪不病"，即没有邪气就不会生病，这个认识在疫病的过程中是极其深刻的。病人体内有邪气存留，如果没有被及时祛除，缠绵多日不愈，就会造成极度消瘦，甚至关节肿胀等虚证。体内的疫邪才是虚弱产生的根本因素，邪气被祛除之后，病人的正气才能够得到正常运行。到那时还担心虚损不能自然恢复吗？而庸医使用补益的方剂后，使病人体内的邪气更加牢固，正气却日益郁滞，随着郁滞的加重，热势也会越来越高，热邪进一步消耗人体的气血津液，这反而会让病人更加消瘦，以至于越虚越补，越补越滞，从而形成一个恶性循环，最终补益的方剂不但无法救治患者，反而将患者一步一步推向绝境。

### （3）不可妄投寒凉

与不能妄投补剂的道理一样，在吴有性看来，在治疗疫病过程中，寒凉药物同样要谨慎使用。他认为，疫病中"热不能自成其热，皆由邪在胃家，阻碍正气，郁而不通，火亦留止，积火成热"，尤其是在温疫初起"邪结膜原，气并为热，胃本无病"，也就是说，温疫邪气聚结在膜原的时候，病人的阳气与疫热之气交织在一起，虽然出现发热的症状，但是此时疫邪还没有传到胃部，因此，在胃中还没有疫邪的时候，初起应以溃邪为主，邪毒入里后再以逐邪外出为第一要义，不能见热就清热。在疫邪未传入胃时应谨慎使用寒凉药，以防损伤正气，即吴有性所说"误用寒凉，妄伐生气"。如果错误地使用药性寒凉的药物，毫无根据地攻伐人体的正气，会导致病情加重。不但如此，即使在疫邪已经传入胃时同样要注意寒凉药的使用。

那么，疫邪传胃有哪些症状呢？疫邪传变到胃部时，病人会出现口舌干燥、心烦口渴、舌面干燥，舌苔粗糙如刺，口鼻呼出的热气就像喷火一样，心下与腹部痞塞胀满，下午之后热势增高如同涨潮，这些才是疫邪传胃的表现，不能见到高热就认为是疫邪传胃的表现。有些庸医见到病人高热，以为疫邪已经传胃，就决定使用大剂量的黄芩、栀子、黄连、黄柏，一味清热。吴有性认为这些庸医不了解发热的原因，见到发热，就一味大量使用寒凉药物退热，这与扬汤止沸有什么区别呢？疫邪传胃后出现的发热是邪气在胃部郁滞，阻碍人体的气机运行所致，气有余便是火，火热停留，积累的火热之气便形成了发热，这种里热应当使用泻下的方法治疗才真正对证。了解病情原因的医生一定会使用承气汤，去治疗那些邪在胃肠，积火成热的病证，驱逐掉邪气，郁滞的气机畅行之后，火热之气得到疏泻，体内的热势就自行消散了。只有探求发热的根本原因，才能真正对症下药，否则见热就妄用寒凉退热，只会损伤正气而达不到祛邪退热的目的。

当时，很多医生喜欢使用黄连解毒汤、黄连泻心汤退热，吴有性认为这是受《内经》的影响。《素问》中曾记载"热淫所胜，治以寒凉"，即见到体内热势壅盛的时候，治疗要使用寒凉的药物。所谓"热者寒之"。大多数医生认为《内经》中的言论是不可怀疑的经典，更何况发热的疾病使用寒凉的药物治疗是最常用、最简便、最对症的思路，有什么值得怀疑的呢？因此，每当遇到病人热势很盛的时候，很多医家都认为使用黄连能够清解郁热，并且不会损伤元气，也没有造成泻下的担心，还不会使病人的家属产生顾虑，于是就把使用黄连当作正确的方法一直在使用。反之，大多数医生认为用大黄泻下会损伤病人元气。对此，吴有性认为这是很多人对经典的误读。自唐宋以来，医家治疗热病初起，往往使用辛温发汗解表之法，汗出后看到热象没有减退，就开始用大量黄连、黄芩、知母、黄柏等苦寒药物清热，然而，这些清热去火药服用以后，热势仍然没有减退，反而出现津伤化燥的弊端。既然不能随便用黄连，那么苦寒性质甚于黄连百倍的大黄为什么能够使用呢？吴有性认为，黄连的性质是守而不走，而大黄的性质是走而不守。黄连的药性味苦，而性情呆滞，药气寒凉而且干燥。而大黄善于泻下，它的药性属于走窜而不能停留；黄连善于清热止痢，它的药性属内守而不是走窜。黄连与大黄一个"属干燥湿"，一个属于润燥；一个可以引起气机的壅塞，一个能够使气机畅通，二者药性相差很远。吴有性认为，疫病治疗的初期与后期，始终都应该以畅通气机为主要法则，使用黄连反而会引起气机闭塞，疫邪毒气靠什么来疏泻呢？疾病的根本原因没有祛除就不能治愈。因此，吴有性在使用普济消毒饮治疗温病初起时，一定要去掉方中的黄芩、黄连，唯恐这些苦寒药物引邪入里，而侵犯到下焦或者中焦。即使在应当使用黄芩、黄连的方子中，也会配合大量甘寒药物来减少苦寒药物造成的弊端，使这些苦寒药物在发挥清热作用的同时，既能够化生津液，又不至于化燥伤阴。

## （四）温疫治法分消表里

吴有性在温疫的证治中，大胆提出"守古法不合今病"观点，跳出伤寒的固有模式，开创性地确立了疏利膜原、分消表里、攻下逐瘀、汗法解表等疫病治疗方法。针对温疫发病半表半里的特征，创立达原饮、三消饮等名方用于温疫的治疗。温疫初起之时，邪在膜原，方用达原饮，以除伏于膜原之邪气。温疫表里分传之时，表证里证兼见则清里消内，解表消外，用三消饮开达膜原。病邪外传于气分则用白虎汤清热，外传于血分则用托里举斑汤透斑。病邪内传入里，传于胃者，则辨证使用三承气汤泻下。温疫后期则多用清燥养荣汤等养阴增液之法。

### 1. 疏达膜原

疏达膜原是用于温疫初起，邪在膜原的治疗方法，是治疗温疫的第一步。

吴有性认为，温疫之邪是天地间的一种戾气，疫邪侵犯人体后既不在脏腑，也不在经络，而是舍于夹脊之间。这个位置离体表不远，在胃的附近，乃是人体表里之间的分界部位，是半表半里。由于邪伏于半表半里的膜原，阳气被阻，不能透达，因而会有"憎寒"的症状。之后但热不寒，昼夜发热，日晡益甚，头痛身疼，脉数等，这些都是温疫病邪侵犯膜原的表现，此外，还应当有舌苔厚腻如积粉、舌边红绛而紫的现象。吴氏指出，这种症状是伏在膜原的疫邪影响到经络而引起的，医家不能误认为是一般外感风寒直接侵害于太阳经脉的伤寒表证，更不能错用麻黄汤或桂枝汤一类的方药来解表发汗。由于邪不在经络，此时若强发其汗只能耗伤阳气，热象并不会减轻。又因为疫邪不在肠胃，也不适合使用承气汤类的下法，既然汗法和下法都不适合，怎么办呢？吴有性受《内经》中"结者散之"观点的影响，他认为疫邪潜伏膜原，非表非里，宣法、透法、下法等皆非所宜，可以运用疏利之剂使停留在膜原的疫邪溃散，从而确立开达膜原，清热燥湿泄浊的治疗原则，创制达原饮以溃散膜原之邪。

吴有性在《温疫论》中解释达原饮，其中的槟榔消食磨积，既能驱除伏在体内的疫邪，又能疏散壅滞，促进气机的运行，尤其对于岭南的山岚瘴气，槟榔是其天然克星；厚朴能够破解戾气的结聚；草果辛味浓烈，药气力大，能去除伏邪在膜原的结聚。这三种药物协同作用，直接到达疫邪聚集的膜原，使邪气溃散，迅速离开膜原。"达原饮"就是到达膜原，溃散疫邪的意思。由于热邪最易化火伤阴，耗劫津液，可以加知母滋养阴液；疫热之邪伤耗人体的营血，加白芍以养阴液营血；黄芩可以清解燥热余邪；甘草有补虚和中、调和诸药的作用。后四味药物，主要起到调整、和中的作用。一般情况下，温疫初起，邪在膜原，由于感受的疫邪比较轻浅，舌苔白而不厚，热势也不重，脉也不数，如果病邪不向里传变，服达原饮以疏利通达膜原之邪，只要一二剂就能解除病邪。

若遇到病情稍重的患者，要通过汗解，如果不能出汗者，切不可强发其汗。因疫邪结聚在膜原，使人体表里互相隔绝，在表的正气不能向内输送，在里的正气也不能向外传达，这时不能强行发汗。有些病人见到方剂中有发散邪气的药物，一味强行发汗，甚至用厚厚的被子捂起来发汗，或者用热汤熏蒸发汗，这实在是错误的做法。因邪气在半表半里的膜原，人体的内外气机被阻隔而互不相通，这时体表并没有浮越的邪气，最主要的还是要溃散膜原的疫邪，使内外气机疏通，坚持按照达原饮的基本方剂使用就可以了。

总之，温疫初起忌汗、忌下，因病邪侵犯的部位既不在表，也不在里，而在半表半里的膜原，因此，汗之邪不去，下之徒伤正，只宜疏通表里，溃散疫邪。

## 2. 分消表里

分消表里是温疫邪气自膜原向表里传变时的治疗方法。温疫病的发病过程是一个动态的变化过程，侵犯到膜原的病邪并非一成不变，而是根据机体的正气与侵入病邪毒力的强弱对比而发生变化。位于半表半里膜原的疫疠邪气既可以向表传变，又可以向里传变。从而出现表、半表半里、里三个部位同时发生病变的病理现象。

在温疫病初起出现的临床症状的基础上，若舌苔白者，为温疫之邪尚在膜原。如见到舌苔转黄，则是疫邪传里的表现。由于疫邪不从汗解而内陷传里，舌苔逐渐变厚如积粉，而且布满整个舌面，没有空隙。舌头根部的舌苔先发黄，逐渐黄到中间的地方，这是疫邪逐渐进入胃腑的现象。如兼有三阳经症状，头项发病、眉棱骨痛、胁痛、耳聋等症，则是病邪向表传的征象。此时既需要消除向里传入的疫邪，又需要消除向外传出的疫邪，还需要清除膜原的余邪，也就是内、外、中三消，吴有性创制三消饮以分消表里之邪。

由于疫邪从膜原向表里分传，而膜原尚有余邪，所以达原饮仍然需要继续使用，以祛除膜原之余邪。加大黄以攻逐入里之邪，加三阳经之药以祛除传表之邪。症见腰背项痛者，为邪溢于太阳，加羌活；症见目病、眉棱骨痛、眼眶痛、鼻干不眠者，为邪溢于阳明，加葛根；症见胁痛、耳聋、寒热往来、呕而口苦者，为邪溢于少阳，加柴胡。三阳加法各随其见证而加之，不必全用。由此可见，三消饮由达原饮加大黄再加葛根、柴胡、羌活组成，应用于邪从膜原逐渐入胃，而又出现"三阳现证"之时。三阳现证，指患者出现三阳经受累的症状，吴有性认为这是因为"热淫之气，浮越于某经，即能显某经之证"，方中的葛根、羌活、柴胡就是针对三阳现证而设。三阳经为表，胃为里，膜原为半表半里，此方既能入膜原以消半表半里之余邪，又能使分传表里之邪分别从表和里消解，故谓之三消饮。同时消解体内、体外和半表半里的邪气。所以此方被吴氏认为是"治疫之全剂"。

### 3. 汗法祛邪

疫邪毒气自膜原溃散开来，其中的郁结逐渐散开，邪气离开膜原溃散，还没有散出体表，但此时体内和体外的气机已经畅通，全身的防御机能及抗邪力增强。所以此时病人汗出增多，并出现"长而洪数"的脉象，脉搏如洪水一样来盛去衰，并有大汗、口渴引饮、通身发热等气分热盛的症状。吴有性认为"气属阳而轻清"，而且"邪在气分则易疏透"，主张从战汗而求顿解。

吴有性使用"汗"法与《伤寒论》中应用辛温发散的麻黄汤、桂枝汤解肌发表不同。《温疫论》基本不用辛温发汗的药物，而是用白虎汤，吴氏所提到"汗之"的地方皆用白虎汤。白虎汤属于性味辛凉的发散方剂，能够清解肌肉体表的邪热，是典型的清解"气分"邪热的方药。吴有性对白虎汤的应用与《伤寒论》中用白虎汤有所区别，吴氏在温疫病中用白虎汤，其强调白虎汤辛凉发散、清肃肌表的作用，冀白虎汤服后病人出现战汗、自汗使病邪从汗而解。其次，白虎汤中加用生姜，主要目的在于取生姜具有健脾胃、御寒邪的作用，且能防止石膏、知母过于寒凉而败坏胃气。服用白虎汤之后，先寒战而后汗出，表现为"战汗"；不寒战而自然汗出，疾病也因此而愈。

可以说，吴有性的汗法与《伤寒论》中寒邪化热入里的阳明经证的治法相同。吴有性认为"疫邪汗法，不在乎升表，而在乎通其郁闭，和其阴阳。郁闭在表，辛凉辛寒以通之，郁闭在里，苦寒攻利以通之，阳亢者饮水以救其阴，阴竭者滋润以回其燥。气滞者开导，血凝者消瘀，察其表里无一毫阻滞，乃汗法之万全"。其实，"汗"法并不是真的要"发汗"，而是体现其"辛凉"二字。后世吴鞠通受到吴有性"辛凉发散"的启发，创辛凉解表之银翘散，正好把"辛凉"与"发汗"结合在一起。叶天士也认为邪气始终流连气分者，可以通过战汗透邪，令邪与汗并，使邪从汗解。

### 4. 攻下逐瘀

如果疫邪深入胃腑，见到黄苔，并出现脘腹痞满者，就是使用下法的标志。疫毒邪热入于胃腑，根据传入的微甚，吴氏选用三承气汤攻逐里邪。三承气汤，即大、小承气及调胃承气三汤的合称，出自《伤寒论》。历代医家均认为承气汤类作用猛烈，若用之不当，极易造成"坏证"，所以不少医家对于热病用承气汤非常谨慎，常常拘于"下不厌迟"之说，不敢早投多用，有医家甚至片面强调必待肠中有燥屎结粪方可使用。然而，吴有性却大胆提出"有是证投是药"，及时使用承气汤方，可不必拘于是否有结粪。

吴有性对于承气汤的使用均有别于《伤寒论》，是自身多年临床经验的总结。

《伤寒论》三承气汤：

大承气汤：大黄四两，厚朴八两，枳实五枚，芒硝三合。

小承气汤：大黄四两，厚朴二两，枳实三枚。

调胃承气汤：大黄四两，甘草二两，芒硝半升。

《温疫论》三承气汤：

大承气汤：大黄五钱，厚朴一钱，枳实一钱，芒硝三钱；

小承气汤：大黄五钱，厚朴一钱，枳实一钱。

调胃承气汤：大黄五钱，芒硝二钱五分，甘草一钱。

通过上述对比我们发现，《伤寒论》中的大承气汤，芒硝用量轻于调胃承气的用量，而枳实、厚朴的用量则又重于小承气汤。因大承气汤证针对痞满燥实俱全者，虽得硝、黄泻热荡实，但行气破滞、消痞除满之力欠足，故须重用枳实、厚朴以善其功；调胃承气汤证则以燥实为主，痞满不显，所以重用芒硝资助大黄以去其实；小承气汤证则以痞满为主，症状较轻，故去芒硝而减枳、朴之量。《温疫论》中的大承气汤，芒硝用量重于调胃承气汤中的用量；枳实、厚朴用量则与小承气汤均等。吴氏着意于逐除客邪，而大承气汤证，实邪为害最重，为证最急，相对重用芒硝用量以助大黄一臂之力，保证其荡涤实邪的效力；调胃承气汤证只有宿结及郁热，所以稍加芒硝以软坚润燥，并助大黄泻其实热。之所以大、小承气汤的枳实、厚朴用量均等，因二证皆有痞满见症，但大承气汤已有芒硝相辅以通腑逐邪，邪去腑通则痞满自消，故不再加重枳实、厚朴的用量。由此可见，吴有性使用三承气汤既受《伤寒论》影响，又不拘泥于《伤寒论》。《伤寒论》中的三个承气汤方皆为阳明腑实而设，大黄用量均为四钱，而《温疫论》中三承气，大黄用量都在五钱，在原则上以大黄为主，余药为辅，突出了大黄泻下邪热的作用，主次分明，重点突出。之所以如此推重大黄，吴有性有其独特见解。《温疫论》谓："三承气汤，功用仿佛。热邪传里，但上焦痞满者，宜小承气汤；中有坚结者，加芒硝软坚而润燥，病久失下，虽无结粪，然多粘（黏）腻臭恶，得芒硝助大黄，有荡涤之能；设无痞满，惟存宿结，而有瘀热者，调胃承气宜之。三承气功效，俱在大黄，余皆治标之品也。"温疫病中的承气汤证，用方的着眼点在于攻下实热而非通便，对疗效的判断也主要取决于邪热的去留而不是大便的泻下与否。大黄走而不守，且能润能降，是祛热结、除胀满的重要药物。

总的说来，祛邪是吴氏治疗温疫病的主攻方向，他还把"溏垢""胶闭"之便，也列为当下之证。可见，吴有性已经大胆地从《伤寒论》有关下法的理论中解脱了出来。叶天士深受其影响，据此创立了一系列的导滞通腑剂，从而开拓了攻下法的应用范围。

### 5. 攻补兼施

温疫邪热为患，一般慎补，唯恐补益不当造成闭门留寇。但吴有性在《温疫论》中针对温疫的变证多处用到了补益的方剂，如患病日久，失于泻下，造成患者津液枯竭，或是本就久病体虚、劳伤在先，或者年老体衰，气血枯竭等，都需要补泻兼用。

吴有性运用攻补兼施之法最突出的方子，就是黄龙汤与承气养荣汤。黄龙汤原本是明·陶华《伤寒六书》中的方子，原治热结旁流，为急下存阴而设。吴有性将本方用于治疗温疫病中"邪极实正极虚"的危重证候，此时不仅热毒壅闭于内，而且气血受损，出现了循衣摸床、全身振颤及目中不了了等症状。吴氏认为此种证候专攻不行，一味进补也不行，只能勉强采用攻补兼施之法。黄龙汤即大承气汤加人参、地黄、当归，其中用大承气汤攻下逐邪，加人参、地黄、当归大补气血。吴有性提到，勉强使用人参、地黄来挽救虚损也是无奈之举。若单纯使用承气汤泻下，病人势必会出现寒颤、四肢不热反而发凉、视物旋转如坐舟车，甚至突发厥逆等危重情况。此方是对疫病"大实大虚"危重证治疗的大胆尝试，为后世在外感热病出现类似证的治疗上启发了思路，后世医家又先后创制了新加黄龙汤、增液承气汤等方，使补泻兼施的内容更为丰富。

吴有性在《温疫论》中创制了一系列养荣汤，包括清燥养荣汤、参附养荣汤、人参养荣汤、柴胡养荣汤、承气养荣汤等。其中，承气养荣汤由四物汤合小承气汤易川芎为知母化裁而成，是养阴攻下的代表方。疫乃热邪，最易伤阴，吴有性指出"疫乃热病也，邪气内郁，阳气不得宣布，积阳为火，阴血每为热搏"，因而设养阴攻下法，为素体阴亏或因数下等原因耗伤阴液的患者而设。方中以小承气汤攻在里之实热，知母、当归、芍药、生地滋阴养血以补阴液之亏损，既不因承气有泻热之力而猛投乱用，也不因有伤阴之害而束手惧投。吴氏所立养阴攻下法为后世治疗温病提供了一个重要的治法。此外，吴有性还主张"下后间服缓剂"，用柴胡清燥汤之类调理，一方面"候余邪聚胃再下之"，另一方面则是通过缓剂直接养阴润燥，从而避免数下而导致亡阴。

## 6.一病一药

"一病一药"，即每一种疾病都有一种专门的药物可以治疗。吴有性在

《温疫论》中提到了"一病一药"的大胆设想。

吴有性一直在寻找针对疫病的特异性药物，他的这一想法主要建立在其所提出的"杂气致病说"的基础上。在《温疫论·论气所伤不同》中，吴有性认为"有是气则有是病"，即天与地能够产生万物，包括杂气也产生于天地之间，天地万物之间并不是单一的，而是一个整体，各种物质之间不可避免地互相产生影响，比如相生相克，也就是相互制约、相互化生。世间万物，都有适合自己生存的因素，也有对自身有害的因素。每一种物质都有自己的克星，比如猫吃老鼠，老鼠却能制约大象，自然界这种现象比比皆是，很多时候用一种物质就能制约另一种物质。而且"夫物者，气之化也，气者，物之变也，气即是物，物即是气。知气可以治物，则知物之可以制气矣。夫物之可以制气者，药物也"。吴有性认为气可以制约物，他举了一些例子来说明气体制约物质的道理，如螃蟹见到雾气就会死，大枣遇到雾气枯萎等现象，都是气可以克制物的表现，动物与植物也都受雾气的制约。根据自然现象进行推理，吴氏认为杂气既然是致病物质，就一定有物、有气能制之。然而，有些物质我们现在还不了解它的制约情况，"莫知何物之能制矣。惟其不知何物之能制，故勉用汗、吐、下三法以决之"。在吴有性看来，传统的汗、吐、下法不够完善，没有达到"以物制气"的目的，于是希望"一病只有一药之到病已"，倡导"一病一药"治法，不必拘于君臣佐使加减之法。由于受客观条件的限制，吴有性的这一理想未能得以实现，尚"不知何物之能制"，所以勉用汗吐下法开门逐邪。其后的温疫学派代表人物戴天章、杨栗山、余师愚等也未能找到"以物制气"的特效药，只能根据各自对"疫气"的不同认识，努力辨查病源的特异性脏腑经络定位，结合其表现的"六淫"证候，"审证求因"，结合各自经验，辨证"思"治，力求制订直达病所的专病专方。

# 吴有性

## 临证经验

吴有性传世之作只有《温疫论》一书，而且该书以"医论"为主要写作形式，内容涉及疫病的病因、病机、传变、治则与治法，以及吴氏对疫病认识的新观点，内容朴实无华，极少引用他人已有观点，都是吴有性多年行医经验中对疫病的总结和认识。该书文字并不多，其中涉及的医案仅有几则，但这些医案皆有典型病例的价值，为我们深入研究和领悟吴有性医学经验提供了线索和思路。

# 一、验案解析

吴有性在《温疫论》中明确列举病人姓名的医案有八则，虽然医案数量不是很多，也不能全面反映吴有性临床治疗经验和水平，但这些少量临床治验案例对于后世理解吴氏的疫病理论，掌握疫病治疗原则却功不可没。

## （一）重用大黄案例

### 1. 周因之案

《温疫论·卷上·因证数攻》记载："余里，周因之者，患疫月余，苔刺凡三换，计服大黄二十两，始得热不复作，其余脉证方退。所以凡下不以数计，有是证则投是药，医家见理不透，经历未到，中道生疑，往往遇此证，反致耽搁。但其中有间日一下者，有应连下三四日者，有应连下二日间一日者。其间宽缓之施，有应用柴胡清燥汤者，有应用犀角地黄汤者。至投承气，某日应多与，某日应少与，如其不能得法，亦足以误事，此非可以言传，贵乎临时斟酌。"

本案中，吴有性的乡亲周因之患疫病一个多月，患者舌苔脱落后又生出来已经三次了，吴有性让患者服用大黄总共达到了二十两，这才使发热的情况不再出现，其他的症状和病理脉象也都消失了。由此，吴氏证明了他的观点，即"凡下不以数计，有是证则投是药"。使用下法时，只要患者具备下法的临床适应证，就可以大胆使用下法，不必拘泥于下法的次数。而舌生苔刺是使用下法的重要临床指征。吴有性在《温疫论·注意逐邪勿拘结粪》也再次强调"温疫下后二三日，或一二日，舌上复生苔刺，邪未尽也。再下之，苔刺虽未去，已无锋芒而软，然热渴未除，更下之，热渴减，苔刺脱，日后更复热，又生苔刺，更宜下之"。总之，凡是使用泻下方法的时候，不限定使用的次数，而是只要有这种证候存在，就可以使用泻下方法。然而，在使用下法时，下法的频率和攻下药物的轻重要视患者的具体情况而定。有的需要隔一日用一次；有的病人需要连续泻下三四天；也有的需要连续使用泻下两天之后，中间需要间隔一天的；在停止使用的间隔期间，有的患者需要应用柴胡清燥汤治疗，有的需要应用犀角地黄汤治疗。吴有性认为，所有这些临证实际问题，难以言传，需要细心观察，根据病情灵活加减使用。

## 2. 朱海畴案

《温疫论·卷上·因证数攻》还记载有朱海畴患疫身卧如塑案。原文记载："朱海畴正，年四十五岁，患疫得下证，四肢不举，身卧如塑，目闭口张，舌上苔刺，问其所苦，不能答，因问其子，两三日所服何药。云进承气汤三剂，每剂投大黄两余不效，更无他策，惟待日已。但不忍坐视，更祈一诊。余诊得脉尚有神，下证悉具，药浅病深也。先投大黄一两五钱，目有时而少动。再投，舌刺无芒，口渐开能言。三剂舌苔少去，神思稍爽。四日服柴胡清燥汤，五日复生芒刺，烦热又加，再下之。七日又投承气养荣汤，热少退。八日仍用大承气，肢体自能少动。计半月，共服大黄十二两而愈。又数日，始进糜粥，调理两月平复。凡治千人，所遇此等，不过二三人而已，姑存案以备参酌耳。"

本案中，患者患疫病，并出现四肢不能活动，身体僵硬如同雕塑一样的症状。患者服用过三剂承气汤，又每一剂中的大黄用量为一两左右，用药后并不见效果。患者家属本已觉得无望，听天由命，最后请吴有性再诊。吴有性观察患者的舌生芒刺，诊断病人的脉象，节律不乱为"有神"之脉，认为病人是典型的里证，需要使用泻下的方法。原来下法不能获效，是由于病情重而用药量太轻。随即，吴有性将大黄用量加到一两五钱。病人服后眼睛时有微动。再服后，舌苔硬刺消失了锋芒，紧闭的口逐渐张开，并能言语。第三剂药服后，舌苔稍退，精神好转。第四天服用柴胡清燥汤，第五天病人又一次舌生芒刺，心烦发热的程度也有所增加，吴有性再次使用泻下法。第七天又一次使用承气养荣汤，病人的热势有所减退。第八天仍然使用大承气汤，病人的肢体自己能够轻度活动。总之，半月之内，吴氏共使用大黄十二两，病人明显转好。又经过两个月的调养，患者痊愈。吴有性认为，自己在临证过程中，治疗疫病患者不下一千名，但遇到如此危重的患者却为数不多。所以，他把这个病例保存下来，作为后世医家抢救危重患者的参考。在救治朱海畴的过程中，吴有性注重"察舌用药"，且大胆使用大黄，首剂就用一两五钱，这正是他逐邪为第一要义的重要体现。

吴有性在《温疫论》中指出，疫病的基本病机是疫毒之气传于胸胃，以致升降之气不利，因而胀满，实为客邪累及本气。只要客气一除，本气自然就会恢复升降功能，胀满立消。吴氏善用三承气汤治疫，并直言三承气汤的功效俱在大黄。大黄，性味苦寒，味虽苦而带清香之气，入血分而兼入气分，能除邪气，善治一切里实热证。上述两个病案都是及时使用大黄取得了很好的治疗效果。大黄并非破气药，而是以其润而最降，所以能逐邪拔毒，破结导滞。而且吴有性主张加重大黄的用量，如此案中，共服大黄十二两而愈。这表明治病方药剂量之大小，以切中病情为宜。若病重药轻则药不胜病，病必不除；病轻药重则诛伐太过，必伤正气，皆非所宜。当然，若年老体弱者患病具备攻下证，大黄当酌情减之；小儿具备攻下证，大黄亦当少用。

## （二）疫病诊断案例

### 1. 张崐源案

《温疫论·卷上·脉证不应》记载："张崐源正，年六旬，得滞下。后重窘急，日三四十度，脉常歇止，诸医以为雀啄脉，必死之候，咸不用药。延予诊视，其脉参伍不调，或二动一止，或三动一止而复来，此涩脉也。年高血弱，下利脓血，六脉短涩，固非所能任。询其饮食不减，形色不变，声音烈烈，言语如常，非危证也。遂用芍药汤加大黄三钱，大下纯脓成块者两碗许，自觉舒快，脉气渐续，而利亦止。数年后又得伤风咳嗽，痰涎涌甚，诊之，又得前脉，与杏桔汤二剂，嗽止脉调。乃见其妇，凡病善作此脉，大抵治病，务以形色脉证参考，庶不失其大体，方可定其吉凶也。"

本案中的患者患痢疾，肛门下坠，腹痛里急。一天之中腹泻三四十次，而且他出现了脉搏间歇。于是许多医生诊断他的脉象属为"雀啄脉"，这是一种危重证的脉象，对其预后并不乐观。吴有性前去诊治时却发现，虽然其脉象有节律不均，往来艰涩的现象，但是患者的饮食未见减少，声音响亮，言语不乱，没有神智障碍。患者之所以会出现这种脉象是因年龄较大、气血虚弱，泻下脓血所致。由此，吴有性认为，患者并不是危重证的表现，于是大胆使用芍药汤，再加上大黄三钱进行治疗。患者服药后泻下大量脓液状粪便，泻后病人自己感觉舒适畅快，泻利逐渐停止，且脉象也恢复正常，再未见停歇。几年之后，患者患伤风咳嗽，咳吐大量痰液，又出现类似"雀啄"脉的脉象，吴有性给他开了杏桔汤两付，服药后咳嗽停止，脉象也恢复调匀。后来，吴有性询问了家属才知道，他过去就经常出现这类节律失常的脉象。通过这个病例，吴有性得出结论，告诫后世医家治疗疾病，务必要全面了解病人的情况，把病人的面色、脉象、神态、语言等综合考虑，才能避免失误，正确判断病人的吉凶。

## 2. 施幼声案

《温疫论·卷上·体厥》记载："施幼声，卖卜颇行，年四旬，禀赋肥甚，六月患时疫，口燥舌干，苔刺如锋，不时太息，咽喉肿痛，心腹胀满，按之痛甚，渴思冰水，日晡益甚，小便赤涩，得涓滴则痛甚，此下证悉备。但通身肌表如冰，指甲青黑，六脉如丝，寻之则有，稍按则无……遂定附子理中汤，未服，延予至，以脉相参，表里互较，此阳证之最者，下证悉具。但嫌下之晚耳。盖因内热之极，气道壅闭，乃至脉微欲绝，此脉厥也。阳郁则四肢厥逆，况素禀肥盛，尤易壅闭。今亢阳已极，以至通身冰冷，此体厥也。六脉如无者，群龙无首之象，证亦危矣！急投大承气汤，嘱其缓缓下之，脉至厥回，便得生矣。其妻闻一曰阴证，一曰阳证，天地悬隔，疑而不服，更请一医，指言阴毒，须灸丹田，其兄叠延三医，续至，皆言阴证……乃进附子汤，下咽如火，烦躁顿加，乃叹曰：吾已矣！药之所误也。言未已，更加之，不超时乃卒。"

本案中记载，一个叫施幼声的患者，平素以为人占卜为生，由于占卜技术高超，生意非常兴隆。他自幼就比较胖，年过四十以后就更加肥满。六月时患时行温疫，自觉口燥咽干，舌头也干，舌苔起刺像针尖一样锋利，同时伴有咽喉红肿疼痛，心胸腹部满闷，按压胸部时疼痛很明显，且口渴思冷饮，这些证候到了下午就逐渐加重。吴有性认为，上述症状已经足以具备了使用泻法治疗的指征。但是，此时患者却出现了全身肌肤冰冷，指甲发青发黑，两手寸关尺六部脉都细如丝线，尤其，病人脉搏需深按才能摸到，用力小了就摸不到脉搏。之前给施幼声诊治的医生引用了明初陶华《伤寒六书》的论述，认为他是阴证的表现。因为陶华在《伤寒六书》中讲过，只要病人手足发凉，向上超过肘和膝，就可以认为是阴证。现在施幼声已经全身冰冷，比冷过肘膝的情况更严重，更典型，由此，之前的医生断定他为阴证，于是给施幼声开了附子理中汤。由于患者对之前医生开出的方药比较迟疑，在没有服用附子理中汤之前又请吴有性复诊，吴氏根据病人的脉象与症状互相比较，认为这是阳证之中最为严重的病证——体厥证。由于体内的热势很盛，阳气郁滞，气机不畅，不能达于四肢，所以四肢冰冷，而且病人平素就身体过于发胖，尤其容易引起气机的壅遏闭塞。因此出现阳气亢盛到了极点的表现，以至于全身肌肤的冰冷，这就是厥证之中的"体厥"。由于体内阳热已极，"体厥"出现说明病人已经达到极为危重的地步。吴氏当机立断，使用大承气汤泻下，并嘱咐其缓缓地泻下，等到脉搏重现、体温恢复的时候，就得到了生机。然而，施幼声的妻子看到一名医生认为自己的丈夫属于"阴证"，而另一名医生却说属于"阳证"，两种说法有着天壤之别，不知道应当听谁的。犹豫再三，她又请了一位医生，这个医生也认为病人属于"阴毒"，并提出灸丹田穴的治疗方法。病人的哥哥也连续请了三个医生，都说病人属于阴证，病人的妻子听了之后更加惶恐疑惑。此时，戏剧性的一幕发生了，由于患者本人是一个专业算命先生，他决定，通过自己的占卜决定自己的命运，占卜的结果是按照阴证治疗就是吉兆，而按照阳证治疗就是凶兆。同时，由于认为他属阴证的医生占大多数，于是服用了附子汤。药物服下去没多久，患者便觉得"下咽如火，烦躁顿加"。此时患者幡然醒悟，于是叹道："吾已矣，药之所误也！"并由衷感叹到："向以卜谋生，终以卜致死，欺人还自误，可为医巫之戒。"没有超过一个时辰就死去了。

"厥"在中医理论中有多种含义，概括起来有大致有如下几种意义：一指尽义。如《素问·至真要大论》谓："厥阴何也？岐伯曰：两阴交尽也。"吴鞠通亦说："厥者，尽也。阴阳极造其偏，皆能致厥。"二指寒邪。《素问·至真要大论》说:"寒厥入胃,则生内心痛。"三指气逆之病机。如《灵枢·厥病》之"厥头痛""厥心痛"均指"气逆"所导致的疾病。四指症状。如张仲景谓:"厥者,手足逆冷者是也。"由于"厥"的含义比较繁杂,故作为病证名的"厥证"一词,在中医文献中的含义也不尽相同。一般在内科杂证中,厥证泛指突然昏倒、不省人事,或气闭不通等一类病证。本案中的体厥是指手足厥冷甚则全身厥冷,但有寒热虚实之不同。患者疫后出现"通身肌表如冰,指甲青黑,六脉如丝",似乎是虚寒证的表现。但"口燥舌干,苔刺如锋""咽喉肿痛""渴思冰水""小便赤涩,得涓滴则痛甚"均属一派热盛之象。"不时太息""心腹胀满,按之痛甚""日晡益甚"为阳明腑实可现之证。故前述之虚寒证是"热深厥深""大实有羸状"的假象。吴氏所言"体厥"是疫毒郁伏于里不能外达、邪毒炽盛、闭阻气机所引起的手足厥冷或周身如冰的病证,正所谓阳极似阴,热极似寒,火极似水。通常情况下,阴阳维持着协调、平衡,阴阳之气相贯,如环无端。手足为人体末端,距内脏最远,为阳气最后到达之处,若热邪郁阻,阳气郁闭不能布达于全身时,首先是手足失于温煦,而出现逆冷。患者安危在于反掌之间,医家一定要透过假象抓准病机。

此外,吴有性在《温疫论》中既继承了张仲景《伤寒论》中"热甚厥深"的说法,还提到了脉厥、蛔厥的辨治观点。脉厥是体厥的轻症,是"体厥"出现前的征兆。当疫病发展到里证阶段,病人的精神与面色尚可,言语行动都能够自如,也没有其他的特殊证候出现。然而,患者两手的六部脉动,却突然变得像丝线一样细软,且极为微弱,甚至于难以摸到,或者一只手的脉搏先隐伏起来摸不到,而后两只手脉搏均无法触及。仔细观察病人,病人的表现按理又不应当出现这样无脉的现象,现在却出现这种脉微欲绝。这是由于病人里热盛,都是应当使用泻法却没有及时使用,造成了体内气机壅遏闭阻，营气郁结在脉道之内，不能向四肢输送营卫之气，这种阴阳之气不能顺接的无脉现象，就是脉厥。

吴有性指出，一般医生见到病人的脉搏微弱，或者似有若无，温疫发热的患者应属于阳证，却出现了脉微欲绝的阴脉，脉证相反，难于治疗，便推诿病人放弃治疗救助，由此错误认识耽误病人病情的不在少数。还有些医生错误地使用人参、生脉散之类的方药进行治疗，造成了不好的结果。也有许多医生使用黄连、石膏等寒凉药物组成的方剂进行治疗，强行遏制病人的热势，最终会导致温疫邪气的郁结更加严重，脉搏也更加难于摸到。善治者针对这种阳证阴脉，应当使用承气汤，使病人缓慢地泻下，疫邪祛除后，病人两手的六部脉搏自然都会恢复正常。

蛔厥是因体内蛔虫扰动引起气机逆乱，阴阳气不相顺接，出现以腹中急痛，四肢厥冷为主的病证。吴有性认为，感受温疫邪气后可引发蛔厥证。由于温疫邪气向里传变，邪热停留在胃，导致胃中热盛，使藏匿于肠胃中的蛔虫躁动不安，由于热邪的扰动，蛔虫开始向上钻爬，因此，有些患者出现腹痛、四肢厥逆等症状，甚至出现吐蛔的现象。

针对温疫病中出现的蛔厥证，某些医生并未深入研究《伤寒论》的精髓，胡乱引用张仲景的经典论述，认为凡吐蛔是"内脏虚寒"，蛔虫因为虚寒而向上到膈的部位，病人因此而吐蛔，于是主张使用乌梅丸或者理中安蛔汤进行治疗。吴有性认为引发蛔厥的根本原因是疫邪停留于胃，只要治疗胃中热邪，蛔厥将自行痊愈。而多数医生并不明白其中的道理，使用细辛、附子、干姜、桂枝、川椒之类的热性药物，这些热性的药物服用后，就如火上浇油，反而使热势更高。吴有性提出，温疫证属于表里上下都热的证候，从始至终都没有寒的证候，针对温疫引起的蛔厥，不能不假思索，单纯依靠经典，使用经方，这也是造成很多误治情况出现的根本原因。

### 3. 沈青来室案

《温疫论·乘除》记载："吴江沈青来正，少寡，素多郁怒而有吐血证，岁三四发，吐后即已，无有他证，盖不以为事也。三月间，别无他故，忽有小发热，头疼身痛，不恶寒而微渴。恶寒不渴者，乃感冒风寒，今不恶寒微渴者，疫也。至第二日，旧证大发，吐血胜常，更加眩晕，手振烦躁，种种虚躁，饮食不进，且热渐加重，医者病者，但见吐血，以为旧证复发，不知其为疫也。故以发热认为阴虚，头疼身痛认为血虚。不察未吐血前一日，已有前证，非吐血后所加之证也。诸医议补，问余可否？余曰：失血补虚，权宜则可。盖吐者内有结血，正血不能归经，所以吐也。结血牢固，岂能吐乎？能去其结，于中无阻，血自归经，方冀不发。若吐后专补，内则血满，既满不归，血从上溢也。设用寒凉尤误。投补剂者，只顾目前之虚，用参暂效，不能拔去病根，日后又发也。况又兼疫，今非昔比。今因疫而发，血脱为虚，邪在为实，是虚中有实。如投补剂，始则以实填虚，沾其补益，既而以实填实，灾害立至。于是暂用人参二钱，以芪、苓、归、芍佐之，两剂后，虚证咸退，热减六七，医者病者皆谓用参得效，均欲速进。余禁之不止，乃恣意续进，便觉心胸烦闷，腹中不和。若有积气，求哕不得，此气不时上升，便欲作呕，心下难过，遍体不舒，终夜不寐，喜按摩捶击，此皆外加有余之变证也。所以然者，止有三分之疫，只应三分之热。适有七分之虚，经络枯涩，阳气内陷，故有十分之热。分而言之，其间是三分实热，七分虚热也。向则本气空虚，不与邪搏，故无有余之证。但虚不任邪，惟懊恼、郁冒、眩晕而已。今投补剂，是以虚证咸去，热减去七，所余三分之热者，实热也。乃是病邪所致，断非人参可除者。今再服之，反助疫邪，邪正相搏，故加有余之变证，因少与承气微利之而愈。按此病设不用利药，宜静养数日亦愈。以其人大便一二日一解，则知胃气通行，邪气在内，日从胃气下趋，故自愈。间有大便自调而不愈者，内有湾（弯）粪，隐曲不行，下之，得宿粪极臭者，病始愈。设邪未去，恣意投参，病乃益固，日久不除，医见形体渐瘦，便指为怯证，愈补愈危，死者多矣。要之，真怯证世间从来罕有，令患怯证者，皆是人参造成，近代参价若金，服者不便，是以此证不死于贫家，多死于富室也。"

本案中患者既有痼疾又患新病。患者素患吐血，三月患疫，起病初只稍发热，头疼身痛，不恶寒而微渴。至第二日，旧证大发而出现吐血，导致眩晕加重，手振烦躁，出现种种虚状，且饮食不进，热渐加重。吴有性认为，这种新旧疾患交加，出现诸多临床症状的情况下，首先必须要分清哪些属于痼疾，哪些发自新病。他通过细观患者吐血前已现发热、头疼身痛、不恶寒而微渴等症状，凭借其丰富的诊治温疫的经验，认为"若恶寒不渴者，乃感冒风寒，今不恶寒微渴者，疫也"，断定患者不是血证复发，而是疫病。面对这样一位虚实夹杂的患者，吴有性又提出"补虚泄实无太过不及"的观点。当患者既患新病又有旧疾，证现虚实夹杂时，要在辨清新病和旧疾的基础上，把握病情虚实寒热的动态变化，并在此基础上采用攻补兼施或先攻后补、先补后攻的治法。若一味用补，就会出现"始则以实填虚，沾其补益，既而以实填实，灾害立至"的盛盛虚虚的错误。最后，吴有性根据自己的经验，认为单纯的虚证少而又少，世间的虚证是因时医误治造成的。

## （三）疫后康复案例

### 1. 严正甫案

《温疫论·卷下·损复》记载："严正甫，年三十，时疫后，脉证俱平，饮食渐进，忽然肢体浮肿，别无所苦，此即气复也。盖大病后，血未盛，气暴复，血乃气之依归，气无所依，故为浮肿。嗣后饮食渐加，浮肿渐消，若误投行气利水药则谬矣。"

患者严正甫，三十岁，患时行温疫之后已逐渐康复，且脉象与证候都已经恢复，饮食也有所增加。此时本应痊愈，却突然出现四肢、身体浮肿的现象，并无其他症状。吴有性分析，此案中患者疫病康复后浮肿是人体气机恢复的表现，当人体患较为重大的疾病时，气血耗损严重，此时若阳气突然来复，就会出现不协调。因为血液是阳气的依靠，阳气已经恢复，而血液却没有旺盛起来，阳气无所依靠，就会出现浮肿。这种情况不必惊慌，只要逐渐增加饮食，等到血液充沛起来，浮肿就会慢慢消退。假如错误地使用行气利水的药物治疗，反而会导致误治。

### 2. 张德甫案

《温疫论·卷下·损复》记载另一案例："张德甫，年二十，患禁口痢，昼夜无度，肢体仅有皮骨，痢虽减，毫不进谷，以人参一钱煎汤，入口不一时，身忽浮肿如吹气球之速，自后饮食渐进，浮肿渐消，肿间已有肌肉矣。"

本案中，患者张德甫，年龄二十岁，患禁口痢，不能进食，且泻下无度，不分昼夜，肢体消瘦得只剩下皮包骨。后来下利虽然已经减轻，但仍然丝毫不能进食。于是患者将人参一钱煎汤服用。然而，服用人参后不足一个时辰，病人的身体忽然浮肿起来，就像被吹了气球一样。此后随着饮食的不断增加，浮肿也就逐渐消退了，恢复期间，病人的肌肉也逐渐恢复。吴有性认为，患者大病之后，三焦均受损，水液运行障碍，不能运输水液向下至膀胱，进而产生肢体浮肿。这种症状属于水气病，应当使用金匮肾气丸温阳利水。假如错误地使用了行气利水的方药，必然会导致病情加重。这种大病后水肿与一般水肿应该加以区分。吴氏指出一般水肿病人的足部都是发凉的，肢体也经常是沉重的，而气复的温疫病人，足部不凉，肢体经常因为消瘦而减重，这是它们的显著差别。

### 3. 俞桂玉案

《温疫论·卷下·损复》还记载："俞桂玉正，年四十，时疫后四肢脱力，竟若瘫痪，数日后右手始能动，又三日左手方动。又俞桂冈子室所患皆然。"

本案中，患者患时行温疫病之后，四肢乏力，就像瘫痪了一样。过了几天之后，右手开始能活动，又过了三天，左手也能活动了。还有俞桂玉的家族中的俞桂冈，他的儿媳妇也曾出现过疫后类似瘫痪的病证，康复过程与俞桂玉案完全相同。

根据上述三案，吴有性提出"素亏者易损，素实者易复"的观点。也就是说正气在疾病的发生发展和转归的过程中起着主导作用。疾病康复是正邪交争中正胜邪退的结果。吴有性已经认识到人体的结构和功能的差异对于人体发病和康复的影响。他认为，温疫邪气侵犯人体的时候，开始损伤的是气，然后是血，再入里就是肉、筋、骨。当邪气退却之后，最开始恢复的也是气，然后是血，接着按照是肉、筋、骨的顺序恢复。最柔弱的部位最早受损害，也最早得到恢复。针对左右侧恢复的差异，吴有性这样理解：天人相应，天的支柱倾折之后，天空向东南方倾斜，土地向西北方倾斜，因此天不足西北，地不满东南。在人体来说，男人属阳而阴气不足，而右边属阴，所以先伤属阴分的右边；女人属阴而阳气不足，而左半身为阳位，所以先伤害属阳的左边。等到恢复阶段，男人属阳，所以男人左边先恢复；女人属阴，所以女人右边先恢复。这是因为人体平素不足的地方更容易受损伤；平素比较充实的地方，容易首先恢复。

## 二、诊疗要略

《温疫论》创造性地提出疫病诊疗的许多新见解。吴有性重视疫病的辨析与诊断，通过辨"汗""斑"，辨识"大便""小便"以及详细分析各种不同脉证等，区分了疫病与伤寒的不同，为后世温病学在诊断方法上奠定了基础。

## （一）辨析"汗"与"斑"

辨"汗"是判断病情转归的重要标志，出汗是临床常见的症状，无论表里、寒热、虚实、阴阳证候均可见到。早在《黄帝内经》中就已经有多篇论及汗症的内容，《素问·玉机真脏论》记载："身汗得后利，则实者活。"因汗由正气所化，有导邪外出的作用，因此，从无汗到有汗，患者神清气爽，可视为正气渐复、邪气渐消的征兆。疫病表里传变过程中均可见到不同程度的汗出情况，吴有性认为，仔细观察汗出的异常，对辨证论治以及判断预后有着重要意义。他在《温疫论》中，对温疫过程中汗出原理、有无汗出、汗出多少、汗出时间、汗液性状等情况进行详细分析，做了极为精辟的阐述。

首先，吴有性在"内壅不汗"篇中详细分析并解释了汗出的机理，"盖发汗之理，自内以达表。今里气结滞，阳气不能敷布于外，即四肢未免厥逆，又安能气液蒸蒸以达表"。吴氏以取类比象的方法，生动地解释了阳气蒸腾津液致汗出的原理。早在《素问·阴阳别论》中就已经有这样的记载："阳加于阴，谓之汗。"即汗为阴液，靠阳气的蒸腾与宣发，阳加于阴而生成汗液。由此可见，汗之所以能够外泄，必须依赖人体的阳气为动力，阴液为原材料。然而，有了动力和原材料是不够的，还需要营卫畅行，表里通达，需要汗出的道路通畅，如此才能达到气液蒸蒸，自内达外，自然汗出的目的。反之，若内有结滞，或邪毒遏于肌表，则表里之间出现壅塞，表气不能潜行于内，里气不能通达于表，道路堵塞了，纵然气液不亏，汗源不绝，也难以求得汗出。吴氏认为，汗证即是体内病理变化在体表的反映，他在《温疫论》中详细论述了战汗、自汗、狂汗、盗汗四种汗证的病机与预后转归。

### 1. 战汗

战汗是一种以正邪斗争为基础的汗出方式，先振战，然后出现汗出的症状。正气是战汗发生的关键，若正气充盛可以避免发生战汗，若正气与邪气势均力敌，发生激烈相争，则会出现战汗。吴有性在《温疫论》中把战汗过程比喻为鸟儿展翅高飞的瞬间，即"譬如缚足之鸟，乃欲飞升，其可得乎？盖鸟之将飞，其身必伏，先足纵而后扬翅，方得升举，此与战汗之义同"。战汗是温邪犯于人体，邪正相持的紧要关头，一旦正气振奋，驱邪外达而表现出来的症状。因此，战汗一旦发生，必须设法固护和增强正气以驱邪外出，就是使鸟儿获得展翅高飞的力量，这样才能使邪随汗解，病情向愈。一般来说，战汗即将发生之际，多为邪气流连于气分，既不能从外而解，又没有内传营血，正气尚未虚衰，邪正处于相持阶段。一旦体内正气振奋，就有可能发生剧烈的邪正交争，从而发生战汗，因此，了解战汗前的症状与病位至关重要。战汗前主要有壮热而不恶寒、口渴、溲赤、苔黄、脉洪大有力等表现，吴有性提出战汗的病位在"疫邪留于气分"。气分证包括范围较广，凡不在卫表，又未及营血的病证都属于气分范围。因为气分属阳而轻清，所以外邪如果停留在气分则容易透达，通过战汗而解。战汗后可能发生不同的转归：一是战汗邪退正虚，阳气来复，出现"脉静身凉，烦渴顿除"的佳兆；二是战汗后阳气虚脱，出现"战而不汗"或者"战而不复，忽痉"的凶兆；三是邪气强盛，一战不解再作战汗而愈。即正气战胜邪气，病邪随战汗而解，疾病转向痊愈；正不胜邪，颤栗而不汗出，或虽汗出而正气也随之外脱，则陷于危重，预后不好。后世叶天士继承了吴氏的理论，其在《温热论》中指出："若其邪始终在气分流连者，可冀其战汗透邪。"

## 2. 自汗

自汗是指"无问昏醒，浸浸自出者"，即未用发汗之法治疗而自行汗出者。吴有性认为，温疫病中常见的自汗有两种情况：一是伏邪从膜原溃散，气机自然畅通，能够抗邪外出而有汗，表示病邪将要消退。即"自汗者，不因发散，自然汗出也。伏邪中溃，气通得汗，邪欲去也"。这种自汗属于邪气将解散的现象；另一种是里证下后自汗，乃表有留邪也，邪尽汗止。这是因为里证得以疏通泄热后，体表尚有残留的邪气，等到邪气完全去掉之后，自汗也就自然停止了。一般而言，热势微者，邪热蒸腾不甚，则自汗量少；热盛者，热逼津泄，则汗出量多，所以吴氏说："热甚则汗甚，热微汗亦微。"见到自汗，应该是邪气将散的表现，若用止汗之剂，就属于错误的治疗措施了，收涩止汗的方剂会防碍邪气被驱除，加重病情。此外，吴有性还指出，如果出现忽得自汗、汗液淡而无味者属于虚脱，由于汗出量大，汗液咸味尽失，这是体虚将脱的危重证，若夜间发病到早晨就会津液殆尽而亡，白天发病，到夜里就会病故，这是病人的表和里都极为虚弱的缘故。此时，应当立即使用大剂量的补药救急。

### 3. 盗汗

盗汗，又称寝汗，指入睡后出汗，醒后即止。温疫出现盗汗，多发生于里证用下法之后，由于肌表尚有余邪留恋，内热外蒸，腠理开泄，出现入睡汗出，醒后自止的"盗汗"，是余邪不尽的表现。即吴有性所说"里证下后，续得盗汗者，表有微邪也"。吴氏对盗汗原因和机理进行了说明，即："凡人目张，则卫气行于阳，目瞑，则卫气行于阴，行阳谓升发于表，行阴谓敛降于内。今内有伏，而又遏卫气，两阳相搏，热蒸于外则腠理开而盗汗出矣。"疫病里证，经过泻下之后，体表还有少量的邪气存在。如果不是少量的邪气残存，而是很盛的疫邪，就会出现自汗而不是盗汗。凡是人们睁开眼睛的时候，人体的卫气就在体表，也就是属于"阳"的部位运行；人体合目睡眠的时候，卫气就在人体的内部，也就是在属于"阴"的部位运行。卫气在属阳的部位运行，就属于升散发扬在体表；卫气在属于阴的部位运行，就属于收敛下降在体内。现在身体的内部有隐伏的热邪，再加上属于阳气的卫气，两种性质上都是热性的阳热之气，互相斗争交织在一起，热气蒸腾在外部的体表，就使腠理张开不能闭合，睡眠之中就会汗出，成为"盗汗"。假如在体内潜伏的邪气完全被清除之后，病人的盗汗也跟着就会自行停止。

### 4. 狂汗

狂汗是指疫病过程中，患者突然出现坐卧不安，烦躁如狂之证，继而出现大汗的现象，狂躁自止。吴有性在《温疫论》中对狂汗病因病理、临床表现进行了详细的描绘："狂汗者，伏邪中溃，欲做汗解，因其人禀赋充盛，阳气冲击，不能顿开，故忽然坐卧不安，且狂且躁，少顷大汗淋漓，狂躁顿止，脉静身凉，霍然而愈。"由此可见，狂汗的发生与体质密切相关，多发生于禀赋强壮之人。由于膜原伏邪溃散，自内外达，将要从汗而解，但因机体强盛，阳气奋起抗邪，驱邪外出，而腠理不能顿开，则狂躁不安。为什么禀赋强壮反而会发生狂躁的表现呢？因气的运动方向或者运动趋势，是向上向外。阳气的属性是走而不守，变动不居。阳热之气与疫热之邪，一起从体内发出来，必定会冲击腠理，此时如果病人汗出热退则痊愈；如果病人腠理不开，阳热之气不能通过汗液外散，内扰心神，就出现烦躁不安。一旦肌腠开放，邪随汗而出，则身凉脉静，疫病就能痊愈了。

综上所述，战汗、自汗、盗汗和狂汗这些不同形式的汗出，都是疫邪外解，疾病向愈的一种标志，故吴有性说温疫"但求得汗得斑为愈"。

### 5. 发斑

张仲景在《金匮要略》第三篇中记载："阳毒之为病，面赤斑斑如锦纹。"自此，"阳毒"便几乎成为"斑"的代名词，后世描述"斑"的样子也多用"斑斑如锦纹"来形容。明以前，历代医家对斑的描述有寒热虚实之别，虚寒所致者谓之阴斑，实热所致者谓之阳斑。阳斑形成是由于邪毒炽盛，逼迫营血，瘀而成斑。阴斑多为阴寒内盛，格阳于外，无根浮游之火，迫于血分，郁而成斑。感染疫毒所引起出血性疫斑属于阳斑，因引起发斑的热毒"在阳明胃"。李杲曾经提出："阳症发斑……有因胃热胃烂者。"所谓胃烂，是对胃热重极的夸张描绘。《备急千金要方》也记载："红赤者为胃热，紫赤者为热甚，紫黑者为胃烂也。"由此可见，历代医家对阳斑的认识几乎是一致的，即阳明热毒炽盛是温病发斑的主要原因。

吴有性对疫病发斑的病因提出了更新的见解，他认为疫病发斑的机理是疫毒邪气深入血液，并存留在血分，使在里的气机壅堵瘀滞、闭塞不通，深伏在里的疫邪不能向外发散而形成斑证，即"邪留血分，里气壅闭，则伏邪不能外透，而为斑"。他还首次提出，疫病见到发斑，一般是邪气外达的征象："内壅一通，则卫气亦从而疏畅，或出表为斑，则毒邪亦从而外解矣。"吴氏从气血角度探讨发斑的辨治，他认为如使用泻下的方法治疗，泻下之后，在内的壅塞被消除，气机得以通畅，那么在体表的卫气也会因此而疏通流畅，有的病人进一步邪从表解，发为斑证，在里的疫毒邪气也随着斑出而向外解散了。如使用泻下的治疗方法之后，发斑速度较慢，渐渐出斑，是里气通畅，斑出血分的表现，此时正是邪气向外透发的运动趋势，如果这时使用大剂量的泻下方药就有可能引导热邪向内向下运动，不利于血分邪热的外散，应使病人缓慢泻下；如斑出之后又使用猛烈的泻下药物，使病人体内的正气受损而不能振奋、抗击邪气，疫病的斑毒内陷病情就很危险了，此时往往见到神志昏迷及斑色紫暗。吴有性关于疫病发斑是疫邪外解之机的观点对叶天士产生一定影响，叶天士在《温热论》中有三条专论斑疹，两条兼论斑疹，在吴氏的基础上对发斑理论进一步丰富，提出"斑疹皆是邪气外露之象，发出宜神情清爽，为外解里和之意；若斑疹出而昏者，正不胜邪，内陷为患，或胃津内涸之故"，使疫病"发斑"的病因病理、诊断治疗，日臻全面、完整。

然而，清代温病学家大多对"发斑"提出了不同见解，有人认为"发斑"不是"邪气外达"和症状消失或减轻的征兆。凡温病发斑，均属于病情严重，是内热壅盛，深入血分后外露的显著标志，温病发斑往往被列为危候的表现。总之，发斑仅是温热病过程中一个症状，治疗不可见斑治斑，尚须考虑病者的邪正盛衰，热毒轻重。还应意识到，斑不为温病而出现，是病温而发斑。温病发斑在一定程度上反映了病情内在的病理变化，有一定的诊断价值。正因为它是整个温病过程中的一个病理变化，所以其诊断尚须结合脉证分析。

## （二）辨析应下诸症

《温疫论》中有"应下诸症"一篇，详细列举了温疫可用下法的数十种证候，吴有性对诸多应用下法的征兆进行解释，有些条目之下还提示应下症与非下症的区别，可见吴氏对下法辨析的重视及谨慎。

### 1. 应下舌诊

疫邪入里后，患者往往会出现种种不同的表现，吴有性认为舌诊是鉴别不同证候的主要手段，尤其，舌苔是区分疫邪是否入里的关键点。他在所论述的"应下诸症"中，首列舌诊八项，详细记载了温疫舌诊的鉴别。

白苔渐变黄苔：疫邪停留在膜原的时候，必定可以见到白苔。若邪气深入传变到胃腑，舌苔则逐渐变成黄色，疫邪入胃一段时间后，久之黄苔就会显得苍老，如同沉香的黄色一样。

黑苔：若疫邪在胃部，向上熏蒸升腾，就会出现黑苔。一般黑苔是黄苔苍老之后转变而成，有的黑苔比较润泽，有的黑苔比较干燥，甚至出现硬黑苔。用泻下药物治疗后二三天内，黑苔上面的黑皮就会自然脱落。还有一种，尽管满舌都呈黑色，却没有舌苔，这是病人真阴外现的表现，多属肾虚危证。吴有性特别指出，见到这种黑舌无苔绝不可以再使用泻下之法，如果错误地使用了泻下的方法，病人反而会出现稀薄的黑色舌苔，这属于危重证候的表现。

芒刺：当疫毒热邪损伤人体津液的时候，舌面上会出现像芒刺一样的舌苔。吴氏认为这是疫毒邪气最为严重的表现，也是提示医家立即使用泻下法的指征。值得注意的是，年老体衰之人，即使感受疫邪比较轻浅，但是由于舌体干燥，也会容易形成如芒刺一样的舌苔，此时必须区别对待，不能盲目应用泻下药物，而是要益气养阴，阴津回复后芒刺自然就会消失。

舌裂：疫毒邪气日久不愈，热毒就会造成津血极度干枯，此时多可见到舌裂的现象。另外，肠道内如果有硬结的粪便，同时还有泻下臭粪稀水的"热结旁流"日久不愈，也会造成下部津液的消亡，以至于上部邪热毒火炽盛，出现舌裂的证候。舌裂往往是人体热邪炽盛、津液严重缺乏的外在表现，所以治疗的首要任务不是养阴，而是要急下存阴。立即使用泻下方法后，病人的舌裂自然就会平复。

舌短、舌硬、舌卷：舌头短缩、僵硬、卷缩，这些表现往往是危重证候的表现，多是热病后期，神志不清，或是肝风内动的先兆。由于疫病过程中，疫邪热毒大盛，导致正气亏虚，出现危证，这些舌象都是应当立即使用泻下方法的指征。

白砂苔：舌苔像白砂纸一样。虽然舌苔是白色的，却干硬如同砂纸。吴有性认为，这是由于邪气尚未入里，舌苔还是白色苔的时候，津液受损，干燥匮乏，虽然后来邪气进入到胃部，但极其匮乏的津液使舌苔不能变黄，这也是运用泻下方法的指征。既然舌苔没有变黄，如何区分邪气是否入里了呢？假如白苔比较润泽，这是邪气尚在膜原的表现，此时感受的邪气少，病人舌苔就少；邪气盛，舌苔厚如积粉，布满整个舌头，即使这样也不能使用泻下方法。患病日久却见不到舌苔颜色的变化，另外具有泻下的证候，可以服用三消饮，往往第二天舌苔就变为黄色。

综上所述，吴有性通过多年临证观察，积累了丰富的诊断经验，尤其对舌诊非常的重视，进行了细致入微的表述和解释，给后世温病学家以启迪。尽管吴有性非常重视舌诊的价值，但他也曾经提出，不能仅凭一种舌苔便贸然地认为是宜下之症，临证时还是要综合考虑其他症状，观察是否兼有脘腹胀满、便闭等腑实症状，方可言下。

### 2. 应下诸症

《温疫论》中，吴有性在重视舌诊辨析之外，还详细列述了多种下法适应证，如"唇燥裂、唇焦色、唇口皮起、口臭、鼻孔如烟煤""口燥渴""目赤、咽干、气喷如火、小便赤黑涓滴作痛、小便极臭、扬手踯足、脉沉而数""潮热、谵语""善太息""心下满、心下高起如块、心下痛、腹胀满、腹痛按之愈甚、心下胀痛""头胀痛""小便闭""大便闭，转屎气极臭""大肠胶闭""协热下利、热结旁流""四逆、脉厥、体厥""发狂"等，皆可下之。

口唇干燥裂开、口唇焦干变色、口唇起皮、口气臭秽、鼻孔颜色黑，好像被煤烟熏过等，这些都是胃腑有热的表现，是使用泻下方法的指征。如果仅见到病人的口唇起皮，则应该参照其他的伴随证候；如果见到口鼻像煤熏黑一样，吴有性肯定地指出，这是邪毒在胃的指征。此时虽然津液极其匮乏，但单纯养阴，往往远水不解近渴，只有急下存阴才是釜底抽薪之举。外感热病经常会出现口干燥、口渴，如果邪热在经，需要使用白虎汤或白虎加人参汤，泻热生津止渴；如果邪热在腑，热结于肠道，必须急下存阴，只有在热退、脉静身凉之后，才能考虑养阴生津。

眼睛发红、嗓子干、出气如喷火、小便黑红，量少点滴而出，尿时疼痛、小便气味极臭秽，病人不时扬手踯足，躁动不安，脉搏沉而快数，这都是内热达到极点的表现，是务必尽快使用泻下方法的指征。

潮热、谵语，都是邪热深入血分，影响神明而出现的证候。谵语是神智异常的表现，多由于疫病应下未下，疫邪没有及时清除，造成病人的血液暗耗，气机虚损，使体内热势增加，此时便可出现潮热、谵语的现象。

善太息、心下满、头胀痛都是由于胃部实邪阻碍气机所致。温疫病过程中，胃中实邪可以使呼吸不顺畅，出现心下痞塞满闷，疼痛，病人经常想深吸气，使气机得以向下行，才出现这种症状。与内科杂病之中出现的肝郁气滞导致的善太息不同，这是由于胃部实邪导致气机不能下降，进而出现头痛，使用泻法疏通气机后，头痛自然会停止。

### （三）辨析下后变证

温疫的治疗，虽以祛邪为第一要义，攻下为逐邪主要手段，但攻下也要适当，若攻下不当，则可以引起变证。吴有性对下后各种"变证"进行详细论述。

#### 1. 下后脉浮

温疫病使用下法后，里证虽然已经消失，但患者却出现了"浮数"的脉象。同时伴有身微热，无汗，精神昏沉而不清爽的症状，这说明体内疫邪已经被清除，但是升浮在肌表的余热并没有散去，脉象浮数是疫热邪气浮越于体表的表现。此时，只要使浮于体表的余热邪气从汗而解即可。但是，如果在泻下清里热的过程中用药过猛，或者经过几次泻下，就会出现"空而浮数"的脉象，出现这种脉象是泻下过重所致，属于阴血不足的表现。此时应当在清除余热的方药中加入人参等益气养阴之品，阴血得到补养后，很快就会汗出而愈；如果泻下之后，见到"浮而数"的脉象，继续使用清余热的药物后本应该汗出而愈了，却耽搁了五六日，既没有汗出，浮数脉的现象也还与原来一样，这种情况往往是由于患者素有其他疾病在先，原本已有虚损存在，或疫病日久不能痊愈，或反复多次使用泻下方法，造成机体气阴两伤，汗出乏源。此时也应该使用益气养阴之品以滋汗源，在元气的鼓舞推动下，机体的腠理得到开发、畅通，从而取得汗出而病除。

#### 2. 下后脉复沉

疫病过程中里证下后，疫邪本应消散，如果出现脉浮、汗出等症，说明疫邪的余热即将向体表溃散、从外而解。然而，有些患者在里证泻下之后却没有汗出，不久脉象又出现轻取摸不到，重按才能摸到的"沉脉"，并且脉搏频率很快，即出现"沉而数"的脉象。这是伏于膜原的疫邪没有溃散，重新郁结到胃部的表现，此时应继续使用泻下的方法治疗。第二次泻下之后，脉搏再一次由沉转为浮象，是邪气浮越，有外解之机的表现，等到得汗后自然会痊愈。

### 3. 下后脉反数

疫病里证，经过泻下之后，多数人会出现脉静身凉的临床表现，疫病逐渐好转趋于康复。然而有些患者用下法治疗后反而出现口干舌燥而渴，身热减退，但四肢发冷，甚至达到手凉过肘，足凉过膝的程度。病人想靠近炉火，或者加厚被子盖上，以减轻恶寒的症状，这是由于阳气被疫邪阻遏，潜藏于体内形成的现象。使用攻下法之后，四肢逆冷现象消失，脉象转为洪大而数，舌有津却不欲饮。"下后脉反数"与"下后身反热"的原理一样，都是阳气被郁之后，借着泻下的时机，阳气得到了解散，向外伸展，是疫病经过治疗向愈的表现，不要因为症状的暂时加重而错误判断病情。

### 4. 下后身反热

"下后身反热"是疫病治疗过程中出现的反常现象，温疫下后，脉象本应该出现由躁数变为和缓的安静状态，身体也应当由发热变为凉爽，现在却出现了发热不减或者加重的情况。吴有性认为，这种情况有两种原因：一是"郁阳暴伸"，也就是说下后被疫邪郁阻的阳气得到解散，开通了郁结，正气通畅，阳气突然暴发，伸展于外形成发热。就好像炉膛中尚未灭掉的火种，摊开之后虽然暂时热势增高，时间不长就会自行熄灭。这种下后反发热的情况，与下后的脉搏反数的情况意义相同；二是误下伤正，在疫病将要发作的时候，热势本就应当逐渐加重，此时过早使用泻下的方法，损伤了病人的胃气，以至于日后疫邪传到胃，热势则更加增高，出现邪热猖獗的现象。

### 5. 下后反痞

痞证，一般可分虚实两种情况，属于实证的多是邪热互结、水热互结、痰热互结，造成气机壅塞的实证痞满；属于虚证的多由于病人原本气虚，表邪内陷，或误下里虚，气机不通，形成虚证的痞满。

疫毒邪气羁留于胸脘部，阻滞气机的运行，而见胸部痞满不舒，通过攻下治疗后，痞满的感觉本应当减轻，却出现痞满加剧的情况，这主要是身体气虚运行无力造成的。有些患者因为之前患有其他疾病，素体已有气虚的现象；有些女性患者有可能正处于生产之后，气血大伤的阶段；有些患者属于先天不足，脏腑娇嫩，气机虚弱。上述这些原本体质虚弱的患者，使用泻下的治疗方法后，其虚损的程度就会更加严重，以至于气机失去了正常运行的状态，邪气停留于体内，加重了气机的壅塞，所以会在下后出现痞满加重的现象。

### 6. 下后反呕

"下后反呕"指出外感疫邪过程中，邪气郁结的部位比较高，上腹部胀满，口中干渴，发热，而且伴有呕吐，这是疫热之气停留在胃部造成的，应当使用下法治疗。一般泻下之后多数患者的证候减轻，呕吐也逐渐停止。有些患者的呕吐却仍然不见好转，这种下后反呕有两种原因：一种情况属于余邪未去，气往上涌，就会再吐，同时兼有发热；还有一种情况，患者下后一般不发热，但却继续出现呕吐的现象。这是疫邪被清除之后，各种证候也都被逐渐消除，只是胃部虚寒，不能腐熟水谷、胃气郁而上逆形成的。

### （四）辨析疫病二便

温疫病发病过程中，由于感受疫毒邪气，热盛伤津，或者湿热阻滞，气机郁闭等原因，大多会出现大小便的异常，主要表现在大小便的颜色、便次、便量、性状等方面。吴有性在辨治温疫病的过程中非常重视二便的异常变化，专门撰写"大便""小便"篇，对温疫病中大小便的异常表现进行了集中论述，为温病的辨证论治提供了有益的借鉴。

### 1. 大便

吴有性在《温疫论》中主要对热结旁流，协热下利，大便闭结，大肠胶闭等疫病过程中出现的大便异常情况进行论述。总体来看由于感受疫毒邪气引起的大便失常，突出表现在大便通畅与否。

"协热下利"最早出自张仲景的《伤寒论》，原指太阳病桂枝汤证，本当解肌发表而误用下法，造成邪气陷于阳明而致下利不止。因此，协热下利主要指表邪未解又见里热下利的病证。温疫发病过程中，由于疫邪伏于膜原，向里传变后不能长时间停留在胃部，继而下迫于肠道中，至午后定时发生"潮热"时，热邪随之下迫而出现泄泻。半夜之后发热减退，泄泻也会随之减轻。如果第二天不再出现定时的潮热，泄泻也就不再发生了，这就是疾病逐渐痊愈的表现。但是，如果第二天之后仍然有潮热，并且伴有泄泻，说明热邪没有被清除干净，仍需继续，逐邪外出，彻底清除残余的邪气，邪尽则泄泻自然停止。有些病人甚至在泻利停止之后二三天的下午，突然又出现心烦口渴、潮热和泄泻，之前的证候复发，这也是隐伏和残存的邪气没有清除干净的原因，治法同前。针对协热下利的发生，吴有性认为，病人本身的体质非常重要，这类患者一般平时就有大便不调，加上外来的邪气忽然进入到胃，就产生了心烦口渴的症状，在平素粪质清稀的基础上出现一种焦黄的稀便，发生协热下利的情况。尽管病人出现反复泄泻，究其根本是病邪未尽除去，泻下逐邪仍是治疗的关键。

大便闭结主要是指大便燥结不通。一般感受热邪后，热盛伤津，会出现肠燥津枯、"无水行舟"之燥结便秘，同时伴有伤津液的表现。吴有性所说的大便闭结则从气机运行角度加以辨识，他认为，温疫邪气传变到体内，导致体内热邪壅滞，从而使气机郁闭，之前停留在肠道之中的粪便没有排泄干净，又与温疫邪气相互蒸腾、凝结在一起，粪便停留日久，水分渐失，逐渐变为黑色硬块。因此，治疗时使用泻下的方法，排出结聚在肠道之中的粪便，则郁滞的气机和热邪自然就会消除，各种相应的证候也随之消失。

热结旁流是《伤寒论》大承气汤主治症之一，主要表现为腹中胀痛，大便不解，下利清水，色纯青，其气臭秽，脐腹按之坚硬有块，口舌干燥，脉滑实。张仲景认为其乃燥屎坚结于里，胃肠欲排不能，逼迫津液从燥屎旁流下所致，属阳明腑实证。《温疫论》中对热结旁流的认识源于《伤寒论》的说法，即由胃中有形的实邪所致。由于胃肠内有宿便停留，同时感受热邪壅塞，闭阻气机，导致大便硬结不通，甚至清水样大便，气味臭秽，每天泻下三四次或者泻下十几次。这是肠道中的疫毒邪气太过强盛，使大肠失去了传导功能，乃至泻下无度，必须使用大承气汤进行治疗。服用大承气汤之后，如果依旧没有排出硬结的粪块，仍然泻下单纯的臭粪水，并且夹杂着所服下的药水，说明肠道的邪气仍然存在，应继续使用大承气汤泻下，直到排出硬结的粪块，下利清水也就会消失。

大肠胶闭是吴有性提出的概念，他认为温疫邪气向里传变，疫热之气将大便蒸腾变化为极其臭秽的物质，其形状像黏腻的胶质物，而且，即使病人到了热极致死的阶段，这种胶状物也不会变成硬结的粪块。大肠胶闭与热结旁流、协热下利、大便闭结的病因一样，也是由于热邪壅闭肠道所致。只有给邪以出路，泻下疫毒才能排除胶状的粪便。否则胃气不能向下运行，大便始终处于胶浊状态，很难使肠道气机恢复。

吴有性还进一步提出疫病泻下应与痢疾进行区分。若温疫病愈后三到五天，或者几天之后，又出现了腹部疼痛，里急后重，如果没有之前疫病的其他症状，这就不是此前的温疫病原造成的，而是另有别的伏邪所引发，他认为这种泻下属于"滞下"的痢疾病。如果病发于气分，泻下白色黏液的白痢，叫白积；如果病发于血分，泻下杂有红色血液的红痢，叫红积；如果气血都有病，则大便之中既有白色也有红色。这种"滞下"痢疾病的治疗宗旨仍然是攻下除邪，邪气被清除之后滞下就会停止。此外，针对疫病治愈之后出现大便几天不解的现象，吴有性提出，只要没有其他的不舒服的证候，不用特别治疗，这是由于三阴经的阴液不足，造成肠道津液不足，大便干燥。等到饮食逐渐增加，体内的津液得到补充，大便自然能够顺利排出。这类病证不能使用泻下的方法治疗。还有些病人疫病治愈之后，元气没有恢复，脉搏缓慢且细弱无力，每当到了后半夜，或者到了黎明，就容易发生泄泻，这是命门之火不足的表现，适当调治后这种五更泻就会痊愈。

综上所述，吴有性对温疫病中大便的辨识非常重视，对病程中出现的各种大便异常情况一一予以解答，同时对大便的治疗也贯彻了逐邪为本宗旨，只要邪气存在，无论大便燥结还是下利清水，以泻下逐邪为第一要义。

## 2. 小便

温热病过程中，对于小便的辨识同样非常重要。张仲景在《伤寒论》中论述了气血水液不能正常输布形成了蓄水证、蓄血证，提出两者鉴别的要点就在于小便的顺畅与否。吴有性在论述小便异常的辨证论治时继承张仲景的思想，既师其意又没有泥其方，灵活而又全面。

吴有性非常注重小便颜色和性状的观察，认为小便能够反映热邪停留的部位。当热邪传导至膀胱时，尿色就会加深，表现为发黄或发红；疫毒邪气传导至膀胱，影响到气分时，病人的小便就会变得浑浊而黏稠；温疫邪气影响到病人的血分，可因邪热灼伤膀胱脉络而出现热迫血流，形成血尿；但是，如果热邪聚集在膀胱部位的血脉之中，没有迫血外溢，虽然不出现血尿，却可以见到"其人如狂"的精神症状，同时还伴有少腹疼痛等。

如果病人的小便次数明显增多且急迫，那是进入膀胱的邪气要排出的征象；如果发生小便失禁，是热邪扰动，膀胱失约的表现；如果出现小便闭塞不通，是热邪影响了气机的运行。

疫病邪气到达膀胱意味着病邪已深入到下焦。值得注意的是，吴有性特别强调，如果温疫邪气还停留在胃，热邪内蕴，只有小便的性状改变，或者尿色加深，这种情况治疗的重点依然在于清解胃热，兼顾膀胱。此时如果将治疗重点转为膀胱，那么胃中的邪气反而会乘机进入膀胱，导致误治；如果胃肠之中已没有温疫邪气，只有小便次数增加伴急迫，或者尿液呈现出白膏状，像马尿一样，此时的治疗重点才应该在膀胱。

### （五）辨析疫病兼证

伤寒、温病、温疫，都是外感邪气引发的以发热为主要特征的疾病，不同历史时期，不同医家对此均有不同的论述。汉代以前宗仲景学说，认为外感热病伤于寒邪。至清代，温病四大家把一切温热病概括为四时温病。吴有性在《温疫论》中把流行的温热病称为温疫，并在《温疫论》中详细论述了温疫兼证的辨析。

#### 1. 感冒兼疫

新感引动伏邪温疫兼有外感时。由于温疫病邪侵犯人体，伏藏于膜原而未发病，同时复又感受风寒邪气，触动了伏于体内之温疫病邪，两种病邪相继在体内发病。因为病人既有感冒的原因，又有风寒病的脉象与证候，出现外感风寒的症状，如恶寒、发热、脉浮、头痛等，见表证首先使用发散的方药，使两邪从汗而解，病解后一二日，又出现头身疼痛，潮热，烦渴，不恶寒，此时表现是风寒邪气已经离去，温疫邪气发作之故，所以治疗应以祛疫的方法为主。

吴氏认为伏藏于体内的温疫病邪，可以被时令之邪所引发，出现新感引动伏邪之证，温疫兼有感冒的临床表现，在治疗时要抓住两者的辨证要点，针对不同的病邪采用不同的治疗方法。同时，在温疫兼时邪感冒的具体治疗中，要善于把握病变的阶段，一般先用发散法解除外邪，再用治疫之法祛除温疫之邪，切不可不加辨证，一法混用，于病无益，且更伤人体正气。

### 2. 疟疫兼证

根据临证经验，吴有性描述了疟疾发作后见温疫和温疫发作后见疟疾的证治。疟疾患者，在疟疾发作两三次，或七八次之后，忽然出现昼夜发热不解，心烦口渴，不恶寒，舌苔粗糙，且出现芒刺的现象，同时患者心胸腹部痞闷胀满，不能饮水、进食。此时，可攻下的症状逐渐具备，因温疫病症状已明显，而原有的疟疾证候已经隐退，应当用针对温疫病的方法治疗；反之，如果疫病患者昼夜发热不解，不恶寒，脘腹胀满，纳食差，经攻下以后身热退，脉证平静，脉搏由躁数转为和缓安静，却出现了隔天，或者每天有规律的先恶寒，然后发热的情况，这是温疫病解除之后，疟疾的邪气还没有完全清除，应当使用治疗疟疾的方法进行治疗。

综上所述，吴有性认为，温疫兼见疟疾和疟疾兼见温疫之病，在治疗方法上不同于单纯的温疫和单纯的疟疾治疗，必须两者兼顾，根据证情的变化分别采用先治温疫或先治疟疾的方法，也就是遵循"急则治其标"的原则。尤其，要善于把握疟疾转为温疫症状和温疫转化疟疾症状的临床转机，以区别对待，否则将会有以治疟法治疫，以治疫法治疟之弊。临床转机的关键是什么？吴有性认为"疟不传胃，惟疫乃传胃"，温疫兼疟与单纯疟疾之间的辨证关键在于是否出现传胃的症状。温疫兼疟疾症状表现必定出现病邪入里传胃的表现，而单纯疟疾则无传胃之证，可以此作为辨证要领。

此外，吴有性还提出了"温疟"的说法，应该与"温疫"区分开。他认为，凡属于疟疾的病证，恶寒发热都会按照一定的时间发作，其他的时间则脉静身凉，这是典型的疟疾表现。但是，如果疟疾的邪气传变到胃部，必定会表现为只发热不恶寒的里热证候，这就是"温疟"，"温疟"用单纯治疗疟疾的方法就会导致死亡。因"温疟"邪气已入里，所谓里证，就是需要泻下的证候。通过泻下之后，里证消除，如果恶寒发热的症状还存在，这属于疫邪减轻，而疟疾的病证还存在，应当使用疏散的方法治疗。如果邪气驱除之后而疟疾病发作的趋势不见减轻，就应当及时使用能够"截疟"的特殊药物治疗。如果同时兼有虚损的，可以加一些补益作用的药物。吴氏自己的经验就是，疏导疟邪用清脾饮，截疟使用不二饮，补益则使用四君子汤。

### 3. 疫痢兼证

当疫病与痢疾同时并存的时候，吴有性主张要综合考虑，全面兼顾，既不能治痢遗疫，也不可治疫遗痢。

下痢脓血，并有发热而口渴，脘腹胀满，呕吐频作，不能进食，这是疫病与痢疾相兼之证，是最为危急的证候。如果见到温疫病兼痢疾的病证，要以痢疾的证情最为紧迫。疫病病证主要在胃腑，而且温疫邪气传变到胃腑，主要通过泻下的方法治疗。温疫邪气不能自行排出体外，必须下后疫病才能痊愈。而痢疾本来就属于大肠的病证，大肠得病后，便失去了传导的作用，此时只能等大肠之中的邪气消退之后，胃气畅通运行，停留于胃腑的邪气才能由此而向下排出体外。现在大肠失职，又怎么能够让胃气载着邪毒向下走呢？邪气留在胃腑，必定会造成正气的损伤，且邪气可以耗血伤津，最终会导致正气耗竭。为此，吴有性指出，凡是遇到温疫兼有痢疾的病证，痢疾对人体造成的损害更为严重，应当先治疗痢疾，同时祛除疫邪。吴氏用槟芍顺气汤，他认为这是一举两得之方，专治痢疾证下利频数、里急后重、舌苔黄等疫邪传里的症状。槟芍顺气汤是在"通因通用"原则的基础上，组方以小承气汤为基础，以求攻逐在胃肠之病邪；加入专治痢疾下利脓血的白芍，以和血止痛；加入槟榔行气导滞，针对脘腹胀满、下利、里急后重而设。

## （六）辨析"药烦"与"停药"

"药烦"与"停药"都是温疫病治疗过程中，服用药物后出现的两种不同反应，吴有性在《温疫论》中首次记载了这两个概念，对于临床热病治疗中病情的判断有重要意义。

### 1. 药烦

"药烦"是指温疫病过程中应及时泻下而没有使用泻下方法的患者，往往出现元气受损，当元气大伤后若再使用承气汤泻下，由于身体极度虚弱，不能耐受泻下药物而出现的一系列症状。

吴有性指出，"药烦"是疫病治疗过程中，经常发生的现象。泻下剂本为通腑逐邪而用，但应下未下，导致肠中燥屎不能在短期内全部荡涤，腑气因之不能顿开。一方面使胃气欲降不能而上逆导致泛恶欲呕；另一方面因邪火下出无路而随气上炎，迫津外泄，有些患者可能出现额头出汗而身体无汗，头皮发根发痒等欲汗出而又难于汗出的征兆；由于邪火内闭，热深厥深，阳气不能外达，出现手足厥冷，范围达到肘膝以上；邪火扰心，可出现烦躁不安，坐卧不宁，心烦如狂；同时正气得药相助，与邪抗争，还可以有肢体颤动、寒战阵阵。这都是病人正气大亏，不能耐受泻下药物所致。不明白的医生常常会惊慌失措，甚至引起病家的恐慌。只有了解病人在服药之后出现种种现象的原因，才能够判断出其身体正气的盛衰，从而确定正确的治疗方法。吴有性指出，应下失下，便秘日久确是产生药烦的重要因素。凡是遇到这种药烦的病人，在使用的药物之中可以多加生姜，与泻下药一起煎服，一付药分作多次服用，用这种办法就可以防止呕吐的发生，减轻药烦的症状。然而，一味生姜真有那么大本事？后世医家指出，药烦一证并非真气亏微、中气素亏而不能胜药之故，而是应下失下，腑闭日甚，泻剂一时难以完其全功，以致胃气上逆，邪火上炎所成，之所以用生姜，并不在于填补真气和恢复中气之用，而在于调和药性，温中助泻。

## 2. 停药

"停药"也是温疫病治疗之中屡见不鲜的现象。有些病人服用承气汤之后，既没有泻下，也没有出现肠鸣增加欲泻下的情况，有的第二天才有大便排出，也有的半天之后还会把原先服下去的药吐出来，这就是"停药"现象。吴有性指出，停药是"因病久失下，中气大亏，不能运药"。也就是说，病人患病的时间太久了，又在应当泻下的时候失于泻下，造成病人的正气严重亏虚，不能顺应药物的推动作用排出热邪与积滞。"停药"是元气匮乏到极点的现象，是非常凶险的征兆。这种情况要特别注意，不能一味强调泻下，应当使用生姜来调和承气汤的药性，或者加上人参用来协助胃气的下行。吴有性还指出，"停药"还有另外一种原因，就是病人感受的疫毒邪气太重，病情危重，而医生用药剂量太轻，也会造成治疗方法不能奏效，出现"停药"的情况。上述两种情况应该仔细辨别，对症下药。

吴有性

后世影响

吴有性所著《温疫论》提出了疫邪侵犯膜原之说，对温疫的病因、发病、传变、治疗都有创新性的见解，充实了中医理论中关于传染病的内容，在中国医学史上写下了光辉的一页。

# 一、历代评价

《温疫论》丰富了温病学说的内容，对后世温病学说的发展起到极大的推动作用，后世医家给予吴有性及其所著的《温疫论》很高的评价。

吴有性阐发疫病流行的特点，其治疗之法与《伤寒论》有所不同。《四库全书总目提要》评价："有性，字又可，震泽人，是书成于崇祯壬午。以四时不正之气发为瘟疫，其病与伤寒相似而迥殊，古书未能分别，乃著论以发明之……然古人以瘟疫为杂证，医书往往附见，不立专门，又或误解《素问》冬伤于寒，春必病温之文，妄施治疗。有性因崇祯辛巳，南北直隶、山东、浙江大疫，医以伤寒法，治之不效，乃推究病源，参稽医案，著成此书，瘟疫一证如有绳墨之可守，亦可谓有功于世矣！"此后，江浙地区的医家们在其影响下又相继提出了一些新理论与治疗方法，故后人认为吴有性是"温病学派"的开创性人物。

《清史稿·艺文志》也评价："有性推究病源，就所历验，著《瘟疫论》……其间有与伤寒相反十一事，又有变证、兼证，种种不同。并著论制方，一一辨别。古无瘟疫专书，自有性书出，始有发明。其后有戴天章、余霖、刘奎，皆以瘟疫名。"认为《温疫论》是历史上有关瘟疫论述的源头之作。

    清初医家周扬俊著《温热暑疫全书》，该书是继吴有性《温疫论》之后的又一温疫病专著。周氏倡言将温热暑疫与伤寒分开，认为伤寒仅在一时，而温热暑疫每发三季，为时既久，病者益多，力主治以寒凉。该书极力推崇吴有性的学术观点，多次指出"治疫悉本吴又可之说"，"舍吴又可之言，别无依傍也"，"惟奉吴又可先生书为主治，余采集诸方，以相裨佐"等。叶天士曾经师从周扬俊，与其老师一样，受到吴有性《温疫论》的影响。

    温病学大家，创立三焦温病学说的吴鞠通也受到过吴有性的影响。他在 26 岁时得到进京城检校《四库全书》的机会，校书期间吴鞠通读到《温疫论》，认为此书"议论宏阔，实有发前人所未发，遂专心学步焉"。

    清代温病学家戴天章对吴有性推崇至极，他在《广瘟疫论》的序言中说："至吴又可先生贯串古今，融以心得，著时行瘟疫一论，真可谓独辟鸿蒙，揭日月于中天矣！"戴天章非常惋惜该书在当时并未受到医家的重视，究其原因，他认为是医家们"知其名而未得其辨证之法"，因而其对吴有性原著进行了增删修改而著成《广瘟疫论》一书，进一步推广吴有性之法，"使阅者一见了然，则吴子之书，人人可用，而瘟疫之横夭者少，生全者多，诚斯世斯民之幸也！"

    清代医家杨栗山在《伤寒温疫条辨》自序中讲到："一日读《温疫论》，至伤寒得天地之常气，温病得天地之杂气，而心目为之一开。"他融合吴有性《温疫论》中温病得于杂气之说，在其著作中多次引用了吴有性的学术观点。

    近代医家冉雪峰著《八法效方举隅》评述吴有性所创达原饮时指出："鞠通《条辨》始银翘散，又可《温疫论》始达原饮，二吴学术致力之点，可由此得其大凡。"对吴有性所创达原饮非常推崇。此外，《中国医学大成》中收录的《重订医门普度温疫论》中，清代学者李砚庄在"凡例"中也对吴有性所创达原饮一方有很高的评价："盖疫本热邪犹贼，膜原犹窝，槟榔、草果犹捕快手，厚朴犹刑具，知、芩犹牵出，若硝黄则驱之走矣。白芍、甘草，一谨守门户，一调停众人。此又可先生立方之妙。"

当代著名医家任应秋先生在《中医各家学说》教材中评价吴有性，认为他"创立温疫学说，给温疫病建立了一个比较系统的辨证论治纲领，不仅对当时的广大群众起到了救死扶伤的作用，而且对祖国医学的内容也有一定的充实"。

自明以后，继承吴有性学说者众多，这些追随者不仅对《温疫论》进行注释，还对书中内容进行补充，清代中期，已逐渐形成了一大学术流派，即温疫学派。该学派中的主要医家及其著作有戴天章的《广瘟疫论》、杨栗山的《伤寒温疫条辨》、刘松峰的《松峰说疫》、余师愚的《疫疹一得》、陆懋修的《广温热论》等。其中以戴、杨、余三氏最为突出。

# 二、学派传承

温疫学派，是中医论治传染病派别中最早形成的一个学派。吴有性所著《温疫论》提出了疫邪侵犯膜原之说，对温疫的病因、发病、传变、治疗都有创新性的见解。自《温疫论》后，专门研究传染病的医家、医著不断涌现，并对温热学说具有启发、影响之作用。

## （一）戴天章

戴天章，字麟郊，晚号北山，学者称北山先生，生活于清顺治至康熙年间，江苏上元（今属江苏省南京）人。戴氏非常崇拜吴有性，他继承其所倡导的"杂气论"，尤其对吴氏的《温疫论》推崇备至。他认为吴氏在温疫病诊治上颇具心得、独树一帜。但当时诸医家均墨守陈规，拘泥于"法不离伤寒，方必宗仲景"的思想，对《温疫论》也只是粗略研读，存在"虽见其书知其法，而不能信之"的状况。戴天章在深入分析后，知其结在"知其名而未得其辨证之法耳"，并非知而不用。于是他在《温疫论》原本

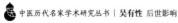 

基础上精心加以注释、增订、删改，且简要地划分出伤寒与温疫的同途异归变化规律，并举证相对比，对疫病的气、色、舌、神、脉五个方面做辨识发挥，弥补了吴氏在疫病诊断方法上的不足，于 1675 年终撰成了《广瘟疫论》。此书不但使温病学理论从《伤寒论》中脱颖而出，充实了温疫学派的理论，更进一步推广了吴有性的温疫学说。

## 1. 五法辨别寒温

戴天章宗吴有性之说，结合其临床实践经验，详尽论述了温疫的辨证与治法，在察诊和辨证上尤有发挥。戴氏认为温疫与伤寒鉴别之要"尤慎于见证之始"，于是他着意于疫病的辨气、辨色、辨舌、辨神、辨脉五个方面，弥补了《温疫论》的不足，丰富了温疫学派的诊断内容。

辨气，即辨病人尸气。辨别患者呼吸、分泌及排泄物所散发出的气味，是伤寒与疫病的鉴别方法之一。一般伤寒邪气伤人，无臭气触人，间或有之者，亦只作腐气，不作尸气；疫邪戾气伤人，由于温热的熏蒸，最易发生异常的气味。酸臭是湿热交蒸所致，口气臭秽喷人，多属阳明腑热浊气上冲。血腥之气多见于热入血分，迫血妄行。而尸气多是热毒极盛、秽气外发所成。

辨色，即辨病人面部色泽。伤寒之邪主收敛，敛则急，面色多绷急而光洁；温疫之邪主蒸散，散则缓，面色多松缓而垢晦。一般说来，面色黄滞多为湿热熏蒸，气机郁阻。面色红赤，午后尤甚为阳明实热。邪热深入下焦而见面赤，则为热劫肾阴。头目之间多垢滞，或为油腻，或为烟熏，是疫热熏蒸津液上溢所致。

辨舌，即辨病人的舌体与舌苔。风寒在表舌多无苔，即使有白苔，亦薄而滑，渐传入里方由白而黄，由黄而燥，由燥而黑。温疫一见头痛发热，舌上即有白苔，且厚而不滑，或色兼淡黄，或粗如积粉，若传经入胃则兼二三色。若至黑不燥，多兼湿浊之故，黑必粗涩，或兼珠点，裂纹是其特点，不能误为阴寒里结之证。

辨神，即辨病人的外在精神表现。风寒邪气伤人，心知所苦而神自清，如头痛作寒热之类，无不自知，至传里入胃，始神昏谵语，因风寒为天地正气，人气与之乖忤而后成邪，故不令人神昏；疫毒为火热之气，心为火脏，故极易神明受扰而出现神志异常之症。疫邪使人神情异常，大多烦燥者居多，或如痴如醉，扰乱惊悸，及问其所苦，则不自知，即间有神清能自主者，亦多梦寐不安，闭目即有所见。这是因为疫邪为天地邪气，中即令人神昏。

辨脉，即辨病人的脉象。伤寒之邪从皮毛而入，一二日脉多浮，或兼紧，兼缓，传里后方不见浮脉；温疫从中道而变自里而出表，一二日脉多沉，自里透表后，脉始不沉，乃不浮不沉而数，或兼弦兼大而皆不浮，其至数则模糊而不清楚。

上述五个方面的鉴别诊断，均是戴氏从其长期的医疗实践中总结出的疫病与伤寒初起的鉴别要点，发展和丰富了温热病的诊断内容。

**2. 疫邪表里兼夹**

在吴有性《温疫论》关于疫病表里辨治观点的基础上，戴天章提出："疫邪见证千变万化，然总不离表里二者。"他以五辨作为主要诊断方法，辅以五兼十夹之表现，在《广瘟疫论》中详细列出 71 个常见表里症状的鉴别诊断，并对它们及兼夹证的不同治疗方药也做了详细归纳。在各症状下，戴氏对每一证候逐项进行分析、辨别，分别阐明不同的病机并详述其鉴别要领和治疗方药，成为后世论疫病症状鉴别辨治所不可缺少的内容。如其论发热症状时，先提出疫病发热与伤寒之不同，强调疫病的发热有在表、在里、在半表半里、表里夹杂、在膜原、在虚人等各种不同体现及其病机实质，再斟酌方药施治，如此逐条辨析诊治，使各个症状一目了然。由证立法，以法定方，理法方药一以贯之，相互呼应，被后世医家在疫病鉴别辨证上仿效不息。

**3. 五法论治温疫**

在治疗方面，戴天章总结出汗、下、清、和、补五种温疫治疗大法。

强调温疫汗不厌迟，下不厌早，消法贯穿始终，补法用于善后，表里寒热虚实并见或余邪未尽，则用和法，可谓充实了吴有性的辨证论治思想。

汗法：温疫初期的治疗方法。然而，温疫汗法与伤寒汗法的意义是不相同的。温疫发汗不宜过早，伤寒发汗不厌早，必兼辛温、辛热以宣阳，而治表不犯里。温疫时疫发汗不厌迟，必辛凉、辛寒以救阴，亦升表通里。戴天章认为疫邪贵在解其邪热，而邪热必有着落，当疫邪位于肌表时，则非汗邪无出路。临证之时，辛凉发汗，则用人参败毒散、荆防败毒散之类；辛寒发汗，则用大青龙、九味羌活、大羌活汤之类；发表兼通里，则用吴有性的三消饮、六神通解散、防风通圣散之类。

下法：提倡早用，有"下不厌早"之说。戴氏认为不论表邪解否，但见兼里证即可下。他继承了吴有性关于下法的认识，指出伤寒与疫病下法的区别，即伤寒下其燥结，时疫下其郁热；伤寒里证当下，必待表邪全罢，时疫不论表邪罢与不罢，但兼里证即下；伤寒上焦有邪不可下，必待结在中下二焦方可下，时疫上焦有邪亦可下。戴天章在临床应用下法时又将下法细分为六种，并视轻、重、缓、急随证施之：结邪在胸上，贝母下之，贝母本非下药，用至两许即解；结邪在胸及心下，小陷胸下之；结邪在胸胁连心下，大柴胡汤下之；结邪在脐上，小承气汤下之；结邪在当脐及脐下，调胃承气汤下之；痞满燥实三焦俱结，大承气汤下之。此外，又有本质素虚，或老人久病，或屡汗屡下后，下证虽具而不任峻攻者，则麻仁丸、蜜煎导法、猪胆导法为妙。由此可以体会到戴氏丰富的临证经验。

清法：是补充汗、下法之不逮，以寒凉清其热。温疫热邪，在汗、下后热邪流连不去，或本来有热气结，此时则惟以寒凉直折以清其热。戴氏指出，清热之要仍在视热邪之深浅、病位，酌加汗、下及适当药物。凡清热之要，热之浅者在营卫，以石膏、黄芩为主，柴胡、葛根为辅；热之深者在胸膈，花粉、知母、瓜蒌仁、栀子、豆豉为主；热在肠胃者，当用下法，不同清法，或下而兼清亦可；热入心包者，黄连、犀角、羚羊角为主，直入心脏则难救，用牛黄有可能十中救一，但须量大，少则无效。

和法：此处的和法不同于《伤寒论》八法中的"和法"。戴氏认为，两种相互对立的治法同时使用即称为"和法"。如补泻合剂谓之和，表里双解谓之和，平其亢厉谓之和。寒热并用，如参、芪、归、芍与硝、黄、枳、朴同伍；表里双解，疫邪有表证又有里证之际，药用麻、葛、羌、防、柴与硝、黄、栀、芩、泽、枳、朴配伍合用；平其亢厉，即时疫之大势虽去，但余邪未解时，选用下法少其剂量缓其峻，或选用清法变汤剂为丸散剂缓其时日。戴氏所言"和法"实际上是寓汗、下、清、补之意于一体，也是病在常与变过程中所采用的治疗手段。

补法：戴天章认为，温疫本不当补，而有屡经汗下清解不退者，必待补而愈，这种情况多是为病药所伤，当视其所伤在阴在阳，施以补阴补阳之法，包括补阴以济阳，补阳养正以祛邪。疫病伤阴者多，本不可补阳，然亦有用药太过而伤阴阳时，也可适当取补阴补阳之法。这一观点与吴有性"阳中求阴"的观点相似。屡经汗、下、清、和之法，而热邪却更加甚者，当补阴以济阳，酌用方药如六味、四物、生脉、养荣诸方。屡经汗、下、清、和之法，热退而倦痞利不止者，当补阳养正以祛邪，方药可酌用如四君、六君、异功、生脉、理中、建中、附子等。

戴天章在吴有性《温疫论》的基础上，结合自己丰富的临床经验，着意阐发温疫的诊断，注意气、色、舌、神、脉五种辨法，对温疫的辨证，注重表里证与兼夹证；对温疫的治疗，重视汗、下、清、和、补五种大法的运用，尤其是五种诊法分清了温疫与一般外感的区别。戴氏将"温疫"改为"瘟疫"，旨在强调疫病的传染性，但其对温疫的辨证与治疗，一般也适用于非疫性的温热病。其五种治疗大法，较吴有性对温疫的论治更加系统，对后世有一定影响。

## （二）杨栗山

杨栗山，名璿，字玉衡，晚号栗山老人，江苏溧水县（今江苏南京溧水区）人，清代著名温病学家，生活于清雍正至乾隆年间。杨氏精通经典，对伤寒与温病颇有研究。一生之中极为推崇刘完素和吴有性的学术见解。他认为："一日读《温疫论》，至伤寒得天地之常气，温病得天地之杂气，而心目为之一开。又读赞论，至伤寒自气分而传入血分，温病由血分而出于气分，不禁抚卷流连，豁然大悟。"并提出："论杂气伏郁血分，为温病所从出之源，变证之总""千古疑案，两言决矣。"由此他将伤寒与温病进行了因证脉治的详细分析，结合自己丰富的实践经验，著成《伤寒瘟疫条辨》一书。该书对伤寒与温病的病因、病机、治疗原则以及方药进行了详细的剖解，条分缕析，解释确当。杨栗山在吴有性经验的基础上，临证中强调升清降浊，治法以逐秽为第一要义并兼以解毒。他遵师而不泥古，敢于立新，创立了以升降散为中坚的治温十五方，对温病学的发展起了重大作用。

### 1. 以脉为先

杨栗山十分重视临床脉诊，他认为："伤寒温病不识脉，如无目瞑行，动辄颠陨。"因为脉为气血之神，是鉴别疫邪与正气情况的关键，若能通过脉诊验证分明，那么"指下了然，岂有差错"？

由于温病由火郁三焦，内发于外，从血分而出，杨栗山结合自身的临床经验，指出初起"脉不浮不沉，中按洪长滑数，右手反盛于左手"者，多因"怫热在中，多见于肌肉之分"，故脉不甚浮。如若脉浮大有力或浮长有力，则为热越于外，是邪欲外散之象，法当清里泄热，切不可发汗，与伤寒治疗完全不同。若脉见沉伏，乃"蓄热内逼，脉道不利"引起，正如杨氏所说："若脉沉伏，不洪不数，但指下沉涩而小急，断不可误为虚寒""此伏热之毒，滞于少阴，不能发出阳分。"可见脉的浮沉不仅可以指导治疗，还可以判断怫热郁滞的程度，"温病脉中，脉洪长滑数者轻，重则脉沉，甚则闭绝"。此外，从脉象还可知病情的险危，杨氏指出：凡温病脉沉涩小急，四肢厥逆，通身如冰者危；两手脉绝或一手脉绝者危；脉机涩而危；状若屋漏者死；脉浮大而散，状若釜沸者死。杨栗山在临床诊治中强调"务要脉证两得"，有脉与证相应者，则易于识别，若脉与证不相应者，宜审察缓急，"或该从证，或该从脉"，切勿造次。因此，他提示后人，既不可完全以脉诊断，须以神气、形色、声音、证候彼此相参，以决死生安危，又要注重脉诊的重要性。

## 2. 逐邪为本

杨栗山在继承吴有性杂气致病理论的基础上，认为温疫的发生，源于杂气，"杂气由口鼻入三焦，怫郁内炽，温病之所由来也"，而且，杂气"由口鼻入，直行中道，流布三焦，散温不收，去而复合，受病于血分，故郁久而发"，从而"形成脏腑经络、上下内外一切毒火之证"。明确了郁热为温疫病理演变的基础。在治疗方面，杨氏又以吴有性《温疫论》中提到的"大凡客邪贵乎早逐"为指导，认为温疫的发病为"邪热内攻，凡见表证，皆里证郁结浮越于外也"，因此"治法急以逐秽为第一要义"。

温病乃毒火内伏，郁于三焦而起。杨栗山认为治上焦如雾，升而逐之，兼以解毒；治中焦如沤，疏而逐之，兼以解毒；治下焦如渎，决而逐之，兼以解毒。恶秽既通，乘势追拔，勿使潜滋。所以温病非泻则清，非清则泻。这种清泻郁热的原则基本上继承了刘完素、喻嘉言之说，他对刘完素以双解散、凉隔散、三黄石膏汤做为治温主方，评价甚高，称"其见高出千古"。在具体治法上杨氏则有所创新，他指出"温病得于天地之杂气，怫热在里，由内而达于外，故不恶寒而作渴，此内之郁热为重，外感为轻"，即使见有表证，亦是里热阻隔，气机不通，"若用辛温解表，是为抱薪投火，轻者必重，重者必死""唯用辛凉苦寒，如升降、双解之剂，以开导其里热，里热除而表证自解矣"。

　　杨栗山承吴有性"阳热怫郁"之说倡清、透、通、利诸法并施。由于火热可导致怫郁为害，进而甚至可由怫郁而致风、湿、燥、火、寒等邪内生，由此，杨氏创清泄里热方剂十五首，这就是著名的"温疫十五方"，其中以升降散诸方、增损双解散等为代表，至今仍有较高的实用价值。

### 3. 创升降散

　　"温病杂气热郁三焦表里，阻碍阴阳不通"。这是杨栗山对温疫病认识的基本核心，因此，治疗时必须"清热解郁，以疏利之"。他根据疫病过程中证候变化复杂，临床见证不同的特点，恪守古法而灵活善变，创立了宣郁清热的卓著方剂——升降散。并在升降散的基础上，随证加减，灵活运用，自创了以"轻则清之"为法则的八方：如神解散、清化汤、芳香饮、大（小）凉膈散、大（小）复苏饮、增损三黄石膏汤；以"重则泻之"为法则的六方：如增损大柴胡汤、增损双解散、加味凉膈散、加味六一顺气汤、增损普济消毒饮、解毒承气汤。加上升降散一方，共计十五方。

　　其中，升降散是温疫十五方的灵魂。杨栗山继承吴有性观点，认为温疫为杂气怫郁于里，邪热充斥内外，阻滞气机，清阳不升，浊阴不降，致出现憎寒壮热，头面肿大，咽喉肿痛，胸膈满闷，上吐下泻，呕吐腹痛，丹毒发斑，谵语狂乱，不省人事，舌卷囊缩，腰痛，大便火泻，小便淋涩等诸多见症。虽然病证复杂，但是其原因单一，均为杂气怫郁，郁而化火所致。杨氏创制升降散主治温疫诸证"表里三焦大热，不可名状者"。升降散方中僵蚕味辛苦，气薄，喜燥恶湿，得天地清化之气，轻浮而升阳中之阳，能祛风除湿，清热解郁，能辟一切怫郁之邪气；蝉蜕气寒、味咸且甘，为清虚之品，能祛风而胜湿，涤热解毒；姜黄气味辛苦无毒，能行气活血，解郁散结，消肿止痛；大黄苦寒，上下通行，针对郁热邪气尤为重要。其中僵蚕与蝉蜕相配，能清热散火解毒，升阳中之清阳。姜黄与大黄相配，伐恶逐秽辟疫，降阴中之浊阴。四药相伍，升清降浊，一升一降，内外通和，而使杂气之流毒顿消。

以升降散为中心加减应用的其他十四方，或辛凉透邪，或清热解毒，或攻下逐秽，或导下清心，或清补兼施，使温疫的治疗较吴有性更加完备。

## （三）余霖

余霖，字师愚，清代安徽桐城人（另说江苏常州人），生活于清雍正至乾隆年间。受刘完素火热论、吴有性《温疫论》的影响，余霖对温疫病进行深入研究。在潜心钻研本草著作后，提出"非石膏不足以治热疫"之说，结合临证三十年的丰富经验，本着"千虑一得"的目的，著《疫疹一得》一书。该书详论疫疹，强调热毒疫邪证治。与吴有性注重湿热疫，倡导疏利分消法稍有不同，余霖倡导清热解毒之法在疫证中的运用，丰富和发展了温疫病的治法，充实了温疫学说，对明清时期温病学派的形成产生了较深远的影响。其所著《疫疹一得》被王孟英誉为"独识淫热之疫，别开生面"。

### 1. 疫邪盘踞肺胃

对于感受疫邪的病因病机，余霖既继承吴有性疫气自口鼻而入的观点，又不同于吴有性关于"邪伏膜原"的观点。

余霖认为疫疹具有强烈传染性，属于热疫，疫之发病，因于火热毒邪从口鼻而入，盘踞于内，但疫邪是以肺胃为其"窝巢"。有一日即发的患者，有迟至四五日仍不透邪的患者，其发作越迟，热毒之邪越深重，甚至遍及十二经脉，出现充斥表里上下、燔灼气血三焦的复杂局面。如果是一日即发者，是因为患者胃本不虚，因而邪气不能入胃，余霖认为这种情况与吴有性所说"邪伏膜原"类似。但如果迟至四五日而仍不透邪，说明由于胃虚而热毒深入。胃又为水谷之海，上下十二经之气血都源于胃，邪气既入，势必由胃而敷布于十二经，充斥上下内外，从而出现全身的各种症状。

其中，毒热布于外则发热恶寒，斑疹可见；毒热盛于内则烦躁谵妄，口渴不寐；充斥于上则头痛如劈；充斥于下则腹痛下泄；伤于心则昏闷无声；

侵于肺则喘嗽鼻衄；及于脾则腹痛不已；波及肝则筋抽脉惕；动于肾则腰如被杖；更有毒热侵及大肠见下泄或便秘；侵及膀胱见溲少溺血；侵及胃见呕吐呃逆等，不一而足。虽然症状表现不一，然其根本在于热毒在胃。

## 2. 详辨温疫斑疹

余霖总结了吴有性等人辨斑疹的临床经验，结合自己的观察，提出了从斑的颜色及形状以预测病情凶吉的观点。他在《疫疹一得》中所论及的斑疹，突出了血分热毒外迫肌肤所致的温疫斑疹。

凡斑疹一出，松浮洒于皮肤表面，虽有或红、或赤、或紫、或黑之不同，病有轻重的差异，因邪毒有外透趋势，故虽有恶证，但预后多佳。如果一出即小如粟粒，紧束有根，有如从皮肉里钻出者，其色紫，宛如浮萍之背，每多见于胸背部，其势多凶。疹色淡红而润泽此为佳。若淡而不荣润，或色娇而艳，或干而滞，是血热较重。若色深红，病较淡红色稍重，往往凉血后红转为淡红。若色艳红如胭脂，乃血热之极，又较深红色为深重，更需大剂凉血，使之转为深红再转为淡红，才为佳象。若色紫赤如鸡冠花而更娇艳，以较艳红色为深重，色黑为最深重，往往是热毒极盛，由紫赤斑发展而成。由于余霖在《疫疹一得》中所论及的斑疹多为血分热毒外迫肌肤所致的温疫斑疹，在治疗中，他强调清热解毒与活血化瘀相结合，凡见斑疹多加活血药，如生地、紫草等，常获良效。

## 3. 重用石膏祛疫

余霖虽然宗吴有性之说，认识到热疫乃无形之毒，但他提出，若似吴有性治疫专事"攻下"，不重视清热解毒，而妄用大黄、芒硝，则会徒伤胃气。因此治疗时强调以清为主，创立了清瘟败毒饮一方。清瘟败毒饮由白虎汤、凉膈散、黄连解毒汤、犀角地黄汤等加减而成，是余霖治热疫及热疫发斑的主方，《疫疹一得》中所列五十二证都是用本方加减治疗，为治疗温疫及温病重症开拓了新的境地。

余霖从吴有性《温疫论》中得到启发，认识到温疫之证非用清热解毒法并重用石膏不可。由于疫邪盘踞于胃，具有强烈的传染性且传变迅速，余霖认为若用药含混或病重药轻，都无以解燃眉之急，甚至贻误人命。因此独树一帜地提出了"用药必须过峻数倍于前人"的大胆观点，主张病重，毒邪嚣张，药量需大。清瘟败毒饮有大、中、小之分，皆重用生石膏，大剂生石膏用六至八两，小剂亦需八钱至一两二钱，如此方可直清胃火，杀其炎势，防止疾病传变深入营血、逆传心包等一系列恶变。

## （四）刘奎

刘奎，字文甫，号松峰，清代山东诸城人。他对《内经》《难经》等经典著作研究精深，特别推崇吴有性的《温疫论》，认为吴有性对瘟疫的见识高于诸家。但吴有性的《温疫论》次序杂乱，曾让其子刘秉锦重编《温疫论》，取名《温疫论类编》，并对吴有性的学术思想加以发挥补充，独抒心得。刘奎有感于当时论述疫病书籍较少，以致时医多以伤寒法治疗疫病的弊端，撰写《松峰说疫》6卷，该书上承《内经》的五运六气学说，下承《温疫论》等疫病名著，将疫病分为瘟疫、寒疫、杂疫，首创三疫学说，并提出治疗疫病最宜通变，创制"瘟疫统治八法"，其治疫的学术思想对于瘟疫学说的完善和发展做出了相当的贡献。

### 1. 建立三疫学说

自《伤寒论》之后，吴有性、杨栗山等都曾对瘟疫与伤寒进行了严格的区分，刘奎也十分强调要将瘟疫与非疫性疾病区分开。《松峰说疫》中明确指出疫病包括瘟疫、寒疫、杂疫三种，并详细论述了瘟疫、杂疫、寒疫的病因和临床表现的不同。

瘟疫，指感受温热邪气而致的外感发热性疾病。瘟疫主症为发热，其机理为卫闭而遏营血，营郁而发热，并指出该病初期即有发热、自汗而渴、不恶寒等；寒疫与太阳伤寒伤风相似，但系天作之孽，众人所病皆同。寒疫无论春夏秋冬皆可发病，感受风寒之邪突然发病，出现头痛、身热、脊强，感于风者有汗，感于寒者无汗，且冬月也可发疹，轻者可自愈。也有发于夏秋之间，症状与瘟疫相似，不可用凉药，不能一汗而解，需多日才能痊愈。且间有冬月发疹；杂疫则千奇百怪，其病则寒热皆有，众人所患皆同，皆有疠气以行乎其间。以平素治法不应者皆为杂疫，较之瘟疫更难揣摩。杂疫的归类虽然不太确切，但刘氏提出杂疫的诊断和治疗较复杂的认识较为实际。这些观点较吴有性的认识更为全面。

### 2. 首创统治八法

在治疗瘟疫方面，吴有性《温疫论》主张"知邪之所在，早拔去病根为要"。刘奎宗其说提出"真知其邪在某处，单刀直入批隙导窾"。不仅阐发了《温疫论》的下法，而且对其他治法的临床应用均阐明颇详，丰富了瘟疫治疗的内容。

刘奎在《松峰说疫》中提出了温疫统治八法，即解毒、针刮、涌吐、罨熨、助汗、除秽、宜忌、符咒。其中虽含有画符避疫等迷信内容，但其解毒、针刮、涌吐等方法却包含了许多合理内容。其中，刘奎应用清热解毒之法，但不用芩、连、栀、柏等清热解毒之品，他认为瘟疫始终为热，故以寒凉解毒为基本法，但寒凉药的使用必须适当。瘟疫统治八法中解毒法排在其首位，并自拟金豆解毒煎，其中药味均为清热解毒之轻剂。对于汗、吐、下的逐邪方法，刘氏也作了分析。如吐法，吴有性认为邪在胸膈，欲吐不吐者，可用吐法。而刘氏则认为瘟疫不论病发几日，大吐则为吉兆，是邪将欲汗解的征兆。因吐法含有发散之意，吐法尚能发瘟疫之汗。吐法使用虽然较少，但其确有疗效。刘奎还提出温疫虽不宜强发法，但汗法也是散邪的好方法，并产生以浮萍代替麻黄的想法。

### 3. 重视温疫预防

对于温疫的预防，吴有性在《温疫论》中并未太多述及，《松峰说疫》

非常重视瘟疫的防治，该书专门论述了避瘟方与除瘟方，补充了疫病研究的不足。刘奎根据其临床经验，总结出 69 首避瘟方（其中有符咒 3 方）。同时该书还将北方俗语所说的诸疫症名称、症状一一剖析，而用药多取民间常见且易得之品，补本草所未备。书中还列举了放痧、刮痧、治疫痧方诸法及用药宜忌。可见刘奎当时已非常重视隔离与祛邪消毒，对后世医家防治疫病提供了较为完善的理论基础。

# 三、后世发挥

吴有性所著《温疫论》，创立开达膜原法，并提出治疗温疫当以逐邪为第一要义，认为"客邪贵乎早逐""邪不去则病不愈"，主张"攻邪勿拘结粪"等理论，对现代医学仍然有重要启发。吴氏的达原饮至今仍在临床广泛应用，对于甲肝、伤寒、副伤寒、流行性感冒、恶性疟疾以及一些传染病或感染性疾病的初起阶段有明显的治疗作用。尤其，后世医家依据吴有性的观点提出了"截断扭转疗法"以及"主客交"理论，是后世温疫学派超前进步思想的体现。

## （一）"主客交"理论新解

"主客交"说出自吴有性《温疫论》中，"主"指人体正常血脉；"客"指外感疫邪；"主客交"指正气久亏，不能驱邪外出，疫邪深入血脉之中，两者相互胶合所形成的顽症痼疾。"主客交"是吴有性用来阐释疫病迁延不愈，乃至出现各种病变特点的理论。

吴有性"主客交"的理论源于《黄帝内经》。《素问》曾记载："主气不足，客气胜也"，首先提出"主""客"之说。吴有性借用《素问》中的"主""客"概念，提出"邪留而不去，因与血脉合而为一，结为痼疾也……客邪胶固于血脉，主客交浑，最难得解，久而愈痼"。从而提出了"主客交"的观点。由于正虚邪实、主客相搏是基本思想，所以，针对"主客交"的治疗，吴有性创立了三甲散，以鳖甲、龟甲、牡蛎、白芍、当归滋养阴血以扶正；穿山甲、地鳖虫活血化瘀，以疏通气血之路；蝉蜕、僵蚕透邪外达。主张在真元之气未败之前尽早采取措施，用透邪通络、活血化瘀、滋阴养血之品，扶正祛邪，消除痼疾。吴有性这种主客搏结而产生发病机理的思想给现代医学带来了启发，开拓了医生的视野。

　　肝纤维化是肝细胞发生坏死或炎症刺激时，肝内纤维结缔组织异常增生的病理过程，是多种慢性肝病转化为肝硬化的一个过渡阶段。现代医学提出，肝纤维化的病变过程及病机特点与吴有性"主客交"说有相似之处，从而提出从"主客交"角度论治肝纤维化的思考。现代医学认为，肝纤维化的病变部位主要在肝脏的微循环。大量研究证实，肝纤维化是可逆的，而肝硬化是不可逆的，阻止肝纤维化的继续发展是防治肝硬化以及逆转病情的关键。从中医角度进行分析，肝纤维化的病位主要在肝之阴络。络脉有阳络和阴络之分，阳络指的是分布于体表、头面的浮络；阴络指脏腑隶下之络。由此可见，阴络是各个脏腑藏血、运血的通道，其实质就是人体的血脉。它们位处脏腑深处，且分布广泛，分支众多。但是络体细小，容易发生阻滞。吴有性的"主客交"说中，"主"指人体血脉，即阴络；"客"指外感疫邪，"主客交"为疫邪混于血脉之中。仔细分析肝纤维化的病变特点，与主客交说有很多相似之处。吴氏"主客交"说认为，在主与客交阶段的病机里首先必然存在正虚的一面，这里的"正虚"主要是指精血的亏虚。人体没有足够的精血濡养，日久则肌肉消烁，令邪火独存。而正虚也是慢性肝脏疾病发展至肝纤维化的主要病理基础，它贯穿于疾病的始终。中医理论认为肝主藏血，调节全身血量的分配，体阴而用阳，肝阴血是肝脏功能发挥的物质基础。当肝络受到阻滞时，不仅引起血行的瘀阻，也会导致精血的亏虚。同样，在肝纤维化时，过多的细胞外基质（ECM）沉积于肝脏微循环中，会引起肝内动、静脉管腔的增厚，管道的狭窄，阻碍了血液循环，从而引起血供的减少。所以，肝纤维化的病理过程与吴有性"主客交"病机中的阴血亏虚很契合。而且，吴有性所说的"疫气"是一种具有传染性和流行性的致病因素。而我国的病毒性肝炎主要是慢性乙型和丙型肝炎，肝炎病毒是引起肝纤维化的主要病因。肝炎病毒是具有传染性和流行性的，与"疫气"相似，均为湿热疫毒。

针对"主客交"的病机，吴有性在治疗上指出"补之则邪火愈炽，泻之则损脾坏胃，滋之则胶邪愈固，散之则经络益虚，疏之则精气愈耗，守之则日削近死"。由此可见，补、泻、滋、散、疏、守诸法都行不通。吴有性认为客邪胶固于血脉，主客交浑，是最难解的阶段，而且病得越久，越难以治愈。最后由于邪气久留，正气亏虚，不能祛邪外出，邪气内陷，深入厥阴肝络，与血脉交合，阻碍血运，血留为瘀，从而形成瘀血与残留的疫邪相互交织于阴络的病变特点。吴有性称之为"主客交浑"。络脉受实邪阻滞，新血无法灌注，久之则络中空虚，从而加重阴血的亏虚。而肝纤维化的病变部位以肝脏微循环受阻为主，肝脏得不到足够的血液营养，久而久之就形成了病理产物——瘀血。这与吴有性所说"客邪交固于血脉，主客交浑"的过程相似。在治法上，单纯的扶正或者祛邪都是很难治愈的。吴有性论治主客交时，创制了著名的三甲散方，扶正与祛邪并施。而且扶正以补养阴血为主，祛邪不仅疏通已经形成的瘀血，还兼顾祛除最初的病邪。

以吴有性"主客交"说的理论来解释肝纤维化的病机，在治疗上，应用吴氏针对"主客交"所创立的三甲散辨证论治肝纤维化，阻止肝硬化的发生，为现代临床医学研究开拓了视野。

近来，有学者运用吴有性"主客交"说理论解释慢性萎缩性胃炎的发展过程，并用吴氏三甲散进行治疗，取得了良好效果。

慢性萎缩性胃炎属于中医"胃痞""胃脘痛""嘈杂""痞胀""呕吐"等

范畴。中医理论认为，其以气阴亏虚为本，气滞、血瘀、湿聚、毒蕴为标，是本虚标实、虚实夹杂之证。胃病病因错综复杂，病情虚实相兼，病程迁延难愈。中医学认为慢性萎缩性胃炎的病机中，"主"指血脉气阴两伤，正气亏虚，络脉不荣；"客"指各种致病因素及病理产物胶结于血脉之中。由于湿凝、痰结、毒蕴等，导致胃中津液不归正化，络脉痹阻，津液化生阴液的通路受阻，日积月累，以致胃之阴液亏虚。阴液亏虚，则血行滞涩，进一步加重了络脉痹阻，从而形成毒损胃络，痰瘀交阻，胃气阴亏虚，脉络凝瘀的病理状态，使疾病经久难愈、渐成痼疾。现代病理组织学可以观察到胃部黏膜微循环结构破坏、紊乱，微循环血管狭窄、细胞瘀积，血管扭曲、硬化。胃镜下胃黏膜可表现为黏膜粗糙，黏膜苍白、灰白，可伴有糜烂、红斑，黏膜下血管显露。由此可见，慢性萎缩性胃炎中，血瘀既是病理产物，亦是病因，使胃黏膜腺体血运障碍，营养缺乏，胃黏膜上皮细胞反复性受损。由此可见，慢性萎缩性胃炎与"主客交"理论有着相似的病理发病机制，其基本病机属正虚邪恋的顽症，其与"主客交"病机颇为吻合。

针对慢性萎缩性胃炎的治疗，与主客交辨证论治相似，宜扶正祛邪。由于其发病部位已处于"络脉"，普通药物难以达到，需要使用能够深达络脉的药物。"主客交"的代表方是三甲散，其中使用动物药滋阴搜络，更有虫类药入络搜邪，通中有补、补中寓通，从而分解"主""客"，去除痼疾。现代药理研究也证明，该方可改善胃部微循环，使胃黏膜血供增加，促进固有腺体的再生，加快修复胃黏膜。

### （二）"截断扭转"疗法

"截断扭转"是上海著名中医学家姜春华教授在20世纪70年代首先提出来的学术观点。这一观点的主要精神是：及时早期治疗，快速控制疾病，掌握辨证规律，采取果断措施和特殊功效方药，迅速祛除病原，杜绝疾病传变。如不能急速祛除病因，也要断然救危截变，拦截病邪深入，尽可能阻止疾病恶化，为进一步治疗争取时间，创造条件；必要时，可以先证而治，迎头痛击病邪，掌握主动，使疾病早期痊愈。在临床实践中称之为"截断扭转"疗法。"截断扭转"的核心是"先证而治"。既体现了《内经》中"上工治未病"的宗旨，也受到了《温疫论》学术思想的启迪。

### 1."截断扭转"四法

疫病往往具有起病急、发展快、变化速、来势凶、病势重等临床特点，其特性表现在于"急"，因此对危急病治疗手段的早期性、快速性、有效性，是姜春华截断扭转思想的灵魂。

具体地说，姜老在临床主张运用"截断扭转"四法：

一是重用清热解毒，抑制疫毒，使病程阻断或缩短。温疫病往往由于感染瘟毒，其快速传变，可因不同的致病因素而呈现特异性。姜春华认为，疫病的主要特点是有热毒。由于邪毒侵入，热由毒生。因此，疫毒不除，则热不去，必生逆变，清热解毒是温病的重要截断法。姜春华用清热解毒之法突出两个特色：一是早用，二是重用，而且主张用药量要大，甚至可日夜连服 2～3 剂，这样才能尽早截断病邪，对扭转病势尤有重要意义。

二是早用苦寒攻下，迅速排泄邪热瘟毒，有效地截断、驱除病邪，阻断第二次打击。姜春华非常认可吴有性在《温疫论》的观点："温邪以祛邪为急，逐邪不拘结粪。"主张对重症疫病早用攻下通腑，釜底抽薪，以迅速排除邪热瘟毒，有效地截断温邪。他认为瘟毒壅滞中焦是疫病的主要因素，所以在早期速用苦以燥湿、寒以清热、攻下直折、排毒泄瘟，以截断病邪最为重要。且早用苦寒攻下，使有形热积先予疏通，瘟邪就不致留结中焦，蕴蒸阳明，化火熏逼，燔灼肠络，从而直接扭转病情。姜春华继承吴有性重用大黄的观点，认为大黄有"开门祛贼，黎庭扫穴，戡定祸乱，推陈致新"之功。

三是及时凉血化瘀，顿挫病势，不使瘟毒热结血分，避免危症出现。

姜春华认为，邪初入营之时，一方面仍宜重用清热解毒，一方面要及时采用凉血化瘀，不必坐等入血分后再"凉血散血"。先证而治是截断扭转方法的重要手段，有些疾病即使目前无瘀血可辨，但久病必瘀是其规律，因而可提前使用活血化瘀之品。为此，姜老治瘀血时，首创了活血化瘀十八法。

四是迅速固正防脱，尽可能避免"阴阳离决，精气乃绝"的败象。吴有性认为温为阳邪，劫阴伤液是传变的基础，而且阴虚体质更易传变。因此，吴有性对疫后调理非常重视，提倡养阴清余邪，疫后不宜温补的原则。这种提法如未雨绸缪之举，是控制温病复发的有效措施。姜春华宗其观点，认为疫病过程中邪正久搏，正不胜邪，或津耗液枯，水涸精竭，亡阴在即；或元气虚弱，真火衰微，亡阳旋踵。值此危急关头，应速予固正防脱在先，截阻亡阴亡阳。

"截断扭转"四法，与吴有性"逐邪"的学术观点一脉相承。吴有性诸如"客邪贵乎早逐""欲为万全之策者，不过知邪之所在，早拔去病根为要耳"等早逐客邪的学术观点为"截断扭转"思想奠定理论基础。在截断疗法中，通腑攻下是治疗急症快速截断的重要手段，对温病临床上起到了很重要的指导作用。

### 2. "截断扭转"临床应用

近年来，运用"截断扭转"疗法治疗内、外、妇、儿危急重症，临床均取得了显著效果。

重型肝炎是以肝细胞大面积坏死为病理改变，以重度黄疸、腹水、昏迷、出血等为临床特征的疾病，具有起病急、发展快、变化速、来势凶、病势重、威胁大等临床特点。其主要表现为"急"，治疗手段就要求"早""速""效"。因此用"截断扭转"法救危截变，早和速，是"截断"治疗成功与否的关键。姜春华教授治疗慢重肝主要运用三个治法：清热解毒法、凉血化瘀法、通腑泄浊法。他认为，及时使用凉血化瘀可以截断病邪于气营之间，顿挫病势，透营转气，不再深陷，搏扰血分，常用下瘀血汤、犀角地黄汤治疗。

流行性出血热属于"温病时疫"范畴，多由于人体阴精气血亏损，表里俱热，瘟毒燔灼，耗血动血，劫伤心肾所致。早期也并不因表邪已经透解而不再逆传。所以在治疗中不应拘泥于固有的病邪传入规律，早期应用大剂量清热解毒药，直折伏遏之瘟毒，多用清瘟败毒饮加减。临床实践证明，流行性出血热患者早期重用清热解毒药物确有减轻毒血症状，控制高热，缩短热程，且有热度稳固下降不复发的特点。并能阻止邪气深入，缩短病程而未见到引邪入内之弊。由发热期直接转入恢复期。出血热后期，由于火毒燔灼，充斥表里上下，血液受其煎迫，不循常道而离经，离经之血乃成瘀。瘀血一旦发生，脉道更加阻塞，营血更不归经，会导致气血逆乱，脏腑气衰，阴阳离绝，出现斑疹显露。运用通下腑实之法，既能泻下邪热，又能荡涤燥结，疏通气机，使气血流畅。现代医学也认为，通过导泻可以从肠道排出大量水样大便，可缓解高血容量，减少肺水肿和脑水肿的发生和大出血的危险。其二可使肠道排氮增多，使尿素氮减少，减弱氮质血症和电解质紊乱。三是可减轻组织水肿，缓解了肾周围水肿对肾脏的压迫，改善了肾脏血液循环，促进了肾功能恢复。

## （三）膜原证与达原饮

吴有性推究经典，以《黄帝内经》中所叙述"膜原"概念为基础，在《温疫论》中首次系统提出"邪伏膜原"学说，用以解释疫邪的传变规律。针对疫病邪气既非在表，又非在里的"邪伏膜原"证，他以逐邪外出作为总的治疗思想，强调克邪贵乎早逐，并主张用以汗、吐、下为主的治疗方法祛邪外出。为此，吴氏针对邪伏膜原证创达原饮一方。达原饮用于疫邪伏于膜原初期，方中以辛烈之品直捣疫邪所在，使邪气溃散，速离膜原。这一开拓性的观点被现代医学所接受并进一步发展。

### 1. 膜原证新解

吴有性在《温疫论》中建立了"邪伏膜原证"的概念，揭示了温病初起与伤寒证的区别。然而，随着温病学理论体系的逐渐形成，清代以后，医家对温病种类的认识不断增加，温病病邪的性质也逐渐明确分为温、暑、燥、湿、疫等，又出现了伏邪与新感的类别，诸多温病初起之证与传变顺逆的论述已远远超出了吴氏所论的范围。尽管如此，吴有性"邪伏膜原"的理论与其所主张的温病半表半里证仍有其特殊的含义，成为湿温病常见证候之一。随着现代医学的发展，目前临床上所指的膜原证，已不仅仅指湿热疫初起的证候，凡外感热病中属于湿热性质者都可以出现膜原证候；内伤杂病中，凡有寒热交替，或有湿热阻滞，痰湿泛溢，内外、上下气机阻隔的其他症状，也有膜原证的特点。目前，医学界认为膜原证的诊断标准主要以特殊的热型、胸脘腹症状和大便异常（包括不下或下而不畅），以及特殊的舌象为主。

膜原证一般都会出现发热，尤其外感热病中常出现中度以上的发热。其热型有的表现为寒热交替，甚则寒战热炽；有的表现为头面部汗出，汗后热减，继而复热；有的表现为持续发热，午后加重，口不渴或渴不多饮；有的呈弛张热型，伴有汗出而黏，四肢困倦；有的甚至长期出现不规则高热或低热，伴有肌肉、关节重着酸痛，或者有皮下结节、红斑等，以上种种发热均是湿热病发热的表现。临床研究表明，现代医学中的流感、流行性腮腺炎、流行性出血热、流行性乙型脑炎等病毒感染性传染病，以及肠伤寒、败血症、小儿夏季热、结缔组织病、免疫性疾病、不明原因的长期高热或低热等，都可以见到膜原证发热的表现。

胸脘腹症状及大便异常也是膜原病证中比较普遍出现的症状，这些症状既可以单一出现，也有一组症状同时出现的情况。常常可以见到恶心，呕吐，无汗，伴头身重痛；或胸脘痞满，干呕，不欲食，伴肢体困倦；或脘腹胀满，呕恶不食，便秘；或腹满呕恶，虽泄泻日数次而不减。脘腹症状主要反映的是邪气实、胃浊失降的本质，明确了膜原证区别于一般中焦湿热证的特点，可作为对膜原证候有提示性的症状之一。现代医学认为，在胃肠型感冒、病毒性肠炎、肠伤寒、登革热、败血症、类风湿性关节炎、红斑狼疮、小儿夏季热和疳积以及一些急性感染性疾病伴有胃肠功能障碍者中，多有以上症状出现。临床见流感、类风湿关节炎、红斑狼疮、败血症等病，在出现胸脘腹症状和大便异常表现的同时，也多兼有湿渍肌腠、关节症状。胸脘腹症状和大便异常应该是湿热病共有的症状，因脾运失健、清阳不升往往和胃浊失降互见或互为影响。诊断时还应该注意是否同时存在膜原病证特有的热型和舌象，综合判断。

吴有性曾形容"舌上苔如积粉，满布无隙"就是积粉苔，多属凶险，现在已经把积粉苔的出现视为病情重急的表现。一般出现苔腻或积粉苔，是湿热的指征，临床中常见的腻苔有薄腻、厚腻之分，也有白腻、黄腻之别。薄与厚说明湿浊的多少，白与黄说明湿与热的轻重，是邪在膜原的重要标志。临床报道中，急性病毒感染性传染病、不明原因的高热、肠伤寒、结缔组织病、免疫性疾病、急性脑血管病合并感染等，多见积粉苔；若高热不退，常伴见紫绛舌。临床报道中还有一些内伤杂病，主要有严重的失眠、精神分裂症、癫痫、肥胖病、顽固性便秘等，多方治疗效果不满意，而又没有寒热往来、胸脘腹症状等膜原证候的典型表现，只有本身主症之外的苔腻或苔滑腻如积粉，给予达原饮却取得良效。

总之，邪在膜原是中焦湿热证候中的一种特殊证型。吴有性的邪在膜原仅指湿热疫之初始证，清代以后的温热派医家在此基础上做了进一步的延伸，膜原证候广泛存在于外感热病的湿热病证及内伤杂病的湿热、痰湿、痰热等病证中。膜原证以寒热往来似疟，伴汗出、肢体沉痛，并有呕逆胀满，大便不通，苔腻或如积粉为辨证要点。急性感染性疾病、急性传染性疾病的高热和一些不明原因的高热等急性热证见有上述症状，都可辨为膜原证，用达原饮或其类方治疗。

## 2. 达原饮评述

吴有性在《温疫论·卷上》中解释达原饮方义时说:"槟榔能消能磨,除伏邪,为疏利之药,又除岭南瘴气;厚朴破戾气所结;草果辛烈气雄,除伏邪盘踞;三味协力,直达其巢穴,使邪气溃败,速离膜原,是以为达原也。"达原饮以槟榔、厚朴、草果为君臣,其余药物佐使而已。达原饮是治疗湿邪内伏膜原证的要方。随着温病学的发展,后世对达原饮的认识多有发展。

清代医家张璐在《张氏医通》中指出:"余尝以此治疫疟、时疫,靡不应手获效,总藉以分解中外寒热诸邪之力耳。"自此,达原饮由治疫扩展至可以治疟,张璐对该方在临床上的疗效进行了肯定。然而,清代医家张秉成在《成方便读》中却指出:"合观此方,以之治伏邪初起者甚宜,似觉治瘟疫为未当耳。"认为达原饮治疗伏邪初起尚可,却不适合治疗瘟疫。吴有性笔下的温疫初起即为邪伏膜原,具有伏邪的性质。如此评说,似乎没有深入理解《温疫论》的邪伏膜原证。但也从另一个侧面也提醒后学者,达原饮方可以治疗伏邪,但不可以普遍适用于所有温疫病。清代医家吴鞠通在《温病条辨》中指出:"至若吴有性,开首立一达原饮,其意以为直透膜原,使邪速溃,其方施于藜藿壮实之人之温疫病,容有愈者,芳香辟秽之功也。若施于膏粱纨绔及不甚壮实人,未有不败者……岂有上焦温病,首用中下焦苦温雄烈劫夺之品,先劫少阴津液之理!"作为一代温病大家,吴鞠通这种说法似乎只拘泥于自创的三焦辨证之中,但他却注意到了用方时患者的体质差异,可供后学者参考。近代医家冉雪峰在《冉雪峰医著全集》中的《八法效方举隅》对上述医家进行了评论:"鞠通《条辨》始银翘散,又可《温疫论》始达原饮,二吴学术致力之点,可由此得其大凡。"对吴鞠通与吴有性予以肯定。民国医家张锡纯在《医学衷中参西录》中指出:"北方医者治瘟疫,恒用吴有性达原饮,此大谬也。达原饮为治瘟疫初得之方,原非治温疫之方也……方中以逐不正之气为主……是以用此方治温病者，未有见其能愈者也。且不惟不能愈，更有余初病时服之，即陡然变成危险之证者，此非愚之凭空拟议，诚有所见而云然也。"作为近代临床第一家的张锡纯，对达原饮治疗瘟疫的疗效予以否定。

尽管后学者对达原饮的认识不同，但并不影响后世医家对达原饮的研究，自清以后，形成了达原饮类方。如清代薛雪《湿热论》治疗湿热证，寒热如疟，用湿热阻遏方；雷丰《时病论》治湿疟，宣透膜原法方；俞根初《通俗伤寒论》柴胡达原饮；刘奎《松峰说疫》中的松峰达原饮；陆懋修《广温热论》中的新定达原饮等。

随着科技的发展，现代医学对达原饮的研究与应用更具时代特色。现代药理研究证明，槟榔有抗流感病毒的作用；厚朴煎剂对小鼠实验性病毒性肝炎有改善某些实质性病理损害的作用；白芍总苷具有特别强的促诱生干扰素的能力，同时还具有直接抗病毒作用。甘草的有效成分甘草多糖具有明显抗水疱性口炎病毒、腺病毒3型、单纯疱疹病毒1型作用，能显著抑制细胞病变的发生。

达原饮的临床应用范围极为广泛，囊括了内、外、妇、儿、眼、保健等各个方面，但仍以发热性疾病为主。其中针对病毒性发热效果明显。临床所见的病毒感染所致的发热，如具有恶寒发热和舌苔厚腻两个主症，属于湿热内蕴，就可使用达原饮加减治疗。著名中医学家任继学教授针对2003年的SARS，就提出过"毒疫之邪侵伏膜原"的病机学说，并且在抗击SARS中，运用达原饮取得了很好的效果。还有关于运用达原饮化裁治疗下段颈髓损伤而引起的高热，达原饮加味治疗肛肠病术后发热，以及肠伤寒等。达原饮加减也被用于治疗结缔组织、皮肌炎、类风湿关节炎、脂膜炎、重叠综合征等病，其疗效好且持久，不易反复。辨证时只要认定病属湿热，出现恶寒发热、发无定时一证即可。

综上所述，吴有性刻苦钻研经典理论，长期行走于民间，积累了大量治疗疫病的经验，提出诊治疫病的新见解，所著《温疫论》，为温疫学派的形成立下第一功。他阐明了温疫就是传染性较强的温病，把温疫与伤寒、非疫性温病区别开来。从根本上认识了温疫，为温疫学派的确立奠定了一块坚固的基石。《温疫论》作为吴有性唯一的传世之作，虽然篇幅较小，却字字珠玑，朴实无华，成为温病学中的经典著作。《温疫论》对后世温病学家辨治传染性疾病产生了较大影响，促进了温病学术的发展。中国医学发展的历史长河中，吴有性以其敢于疑古、敢于创新、标新立异的开创精神，在医学史上写下了浓重的一笔。

吴有性

参考文献

［1］明·吴又可撰；张志斌整理.温疫论［M］.北京：人民卫生出版社，2007.

［2］明·吴又可著；曹东义，杜省乾校注.《温疫论》译注［M］.北京：中医古籍出版社，2004.

［3］唐·王冰.黄帝内经·素问［M］.北京：人民卫生出版社，1979.

［4］唐·王冰.黄帝内经·灵枢［M］.北京：人民卫生出版社，1979.

［5］廖育群译注.黄帝八十一难经［M］.沈阳：辽宁教育出版社，1996.

［6］汉·张仲景.伤寒论［M］.北京：人民卫生出版社，1979.

［7］汉·张仲景.金匮要略［M］.北京：人民卫生出版社，1979.

［8］晋·葛洪著；梁·陶弘景增补.肘后备急方［M］.北京：人民卫生出版社，1956.

［9］南北朝·陈延之撰；高文铸辑校注释.小品方［M］.北京：中国中医药出版社，1995.

［10］隋·巢元方撰；黄作阵点校.诸病源候论［M］.沈阳：辽宁科学技术出版社，1997.

［11］唐·杨上善.黄帝内经太素［M］.北京：人民卫生出版社，1965.

［12］宋·庞安时撰；邹德琛，刘华生点校.伤寒总病论［M］.北京：人民卫生出版社，1989.

［13］明·张介宾.类经［M］.北京：人民卫生出版社，1965.

［14］清·张廷玉.明史［M］.北京：中华书局，1974.

［15］清·沈彤等.震泽县志［M］.南京：江苏古籍出版社，1991.

［16］清·叶天士.温热论［M］.北京：人民卫生出版社，2000.

［17］清·吴鞠通.温病条辨［M］.北京：人民卫生出版社，2005.

［18］清·余师愚.疫疹一得［M］.北京：人民卫生出版社，1996.

［19］清·戴天章.广瘟疫论［M］.北京：人民卫生出版社，1999.

［20］清·杨栗山.伤寒瘟疫条辨［M］.北京：中国中医药出版社，2002.

［21］清·赵尔巽等.清史稿［M］.北京：中华书局，1976.

［22］清·周学海著；郑洪欣，李敬林主编.周学海医学全书［M］.北京：
中国中医药出版社，1998.

［23］孟森著.明清史讲义［M］.北京：中华书局，1981.

［24］范行准.中国病史新义［M］.北京：中医古籍出版社，1989.

［25］郑廉.豫变纪略［M］.杭州：浙江古籍出版社，1991.

［26］洞庭东山志编纂委员会.洞庭东山志［M］.上海：上海人民出版社，
1991.

［27］李经纬.中医名词术语精华辞典［M］.天津：天津科学技术出版社，
1996.

［28］沈炎南.温疫名著精华选析［M］.广州：广东科技出版社，1989.

［29］吉文辉.中医古籍版本学［M］.上海：上海科学技术出版社，2000.

［30］沈庆法，赵章忠.温疫名著选读［M］.上海：上海中医学院出版社，
1992.

［31］戴春福.温病学探究［M］.西安：陕西科学技术出版社，1996.

［32］宋乃光主编.温病八大名著［M］.北京：中国中医药出版社，1995.

［33］陈大舜.中医临床医学流派［M］.北京：中医古籍出版社，1999.

［34］时逸人.中医伤寒与温病［M］.上海：上海科学技术出版社，1959.

［35］姜春华.吴有性学术评价［J］.江苏中医杂志，1980，4（1）：1-7.

［36］贝润浦，徐敏华.试论姜春华教授的"截断扭转"学术思想［J］.上
海中医药杂志，1983，（1）：16.

［37］聂广.吴有性的戾气学说的学术价值［J］.中医药学报，1983，13（1）：
20-22.

［38］张颂成.浅谈戴天章对温病的诊治原则［J］.贵阳中医学院学报，

1983,（4）：3.

［39］陈大舜．从《瘟疫明辨》探讨戴天章学术思想［J］．湖南中医学院学报，1984，4（Z1）：9.

［40］金守强，屠金根，王芬芳．药烦临证偶得［J］．四川中医，1985，（11）：12.

［41］杜建．余霖对温病学说的贡献［J］．福建中医药.1986，（4）：14.

［42］胡翘式．"主客交病"与三甲散的古方新用［J］．江西中医药，1986，（1）：36.

［43］卓毓春．疫毒发斑机理探讨［J］．贵阳中医学院学报，1987，1：14.

［44］肖德发．试论吴有性《温疫论》的主要学术观点［J］．江西中医药，1987，6（2）：1-3.

［45］蒋士英．论温病发斑［J］．浙江中医学院学报，1989，13（5）：4-6.

［46］刘心德．吴有性运用大黄治疗温病的经验探讨［J］．中医研究，1989，15（4）：14-15.

［47］黄为群．"截断扭转"疗法的理论与实践［J］．实用中医内科杂志，1991，5（2）：35.

［48］顾泳源．吴县东山发现吴有性任族长碑［J］．江苏中医杂志，1992，40（8）：41.

［49］金庆雷，金庆江．吴有性《温疫论》"杂气"说辨［J］．江苏中医，1992，13（9）：29-32.

［50］金庆雷．吴有性生平等五考［J］．江苏中医杂志，1993，40（1）：40-42.

［51］陈忠琳，魏雪舫．吴有性所论之温疫病与湿温病的比较［J］．浙江中医杂志，1994，29（6）：248-249.

［52］何艳秋．论杨栗山的温热观［J］．浙江中医杂志，1995，24（6）：

247.

［53］朱介宾.吴有性论"战汗"［J］.山西中医，1996（1）：37.

［54］雍履平.吴有性《温疫论》学术思想初探［J］.辽宁中医杂志，1996，6（1）：5-6.

［55］韦大文.杨栗山《伤寒温疫条辨》与升降散［J］.河南中医，1997，17（3）：1997.

［56］雍履平.吴有性下法治疫钩玄［J］.辽宁中医杂志，1997，41（2）：13-14.

［57］李振明."邪伏膜原"与达原饮之应用［J］.湖北中医杂志，1998，20（6）：40.

［58］陈杰，明立英.截断扭转法在流行性出血热中的应用［J］.河北中医，1998，20（2）：81-82.

［59］宋乃光.膜原证与达原饮类方探讨［J］.北京中医药大学学报，1998，21（6）：14.

［60］杨耀勇.《温疫论》治疫三法［J］.中医研究，1999，12（3）：5.

［61］彭坚.从《温疫论》看吴有性的方法论［J］.湖南医科大学学报（社会科学版），1999，（1）：67-70.

［62］戴春福，翁晓红."逐邪勿拘结粪"说是吴又可的重要贡献［J］.中华医史杂志，1999，29（2）：77.

［63］王勇飞.温病战汗与转疟浅析［J］.云南中医学院学报，1999，22（4）：18.

［64］杨宇.温病各家之说与流派［J］.成都中医药大学学报，1999，22（2）：3-7.

［65］陈枝伯，陈扬荣.戴天章与《广瘟疫论》［J］.福建中医学院学报，2000，10（1）：44.

［66］陈卫平.试论《伤寒论》清、下、滋三法对温病治法的影响［J］.中国中医基础医学杂志，2001，7（12）：45–47.

［67］徐宁.对达原饮及其类方考析［J］.江西中医药，2003（10）：34.

［68］闵宗殿.明清时期东南地区疫情研究［J］.学术研究，2003，47（10）：109–115.

［69］孟繁洁.欲求南风须开北牖——吴有性治疫特色探析［J］.吉林中医药，2004，24（3）：2–3.

［70］蒋燕.自汗、盗汗辨析［J］.上海中医药杂志，2004，38（9）：6.

［71］朱虹，王灿晖.吴有性逐邪勿拘结粪观点探析［J］.辽宁中医杂志，2004（2）：110–111.

［72］张之文.《温疫论》"主客交"理论学说在感染性疾病中的应用［J］.成都中医药大学学报，2004，27（4）：26.

［73］杜松.当代瘟疫诊疗实践对温病理论的继承与创新研究［D］.北京：中国中医科学院，2004.

［74］程方平.略论温疫学派的学术理论及辨治思路［J］.中国中医急症，2004，13（4）：240.

［75］张良芝.吴有性学术思想对重症肝炎治疗的启迪［J］.国医论坛，2004，29（1）：44.

［76］茅晓.吴有性"主客交"学说及其后世影响［J］.中华中医药杂志，2005，10（8）：455–457.

［77］赵书刚.吴有性《温疫论》对传染病学的创新性贡献浅释［J］.中医药学刊，2005，12（1）：106–108.

［78］高嘉骏.膜原部位初探［J］.北京中医药大学学报，2005，28（5）：14.

［79］宋乃光.中医疫病学之研究［J］.北京中医，2006，25（1）：51–54.

［80］张志斌.《温疫论》现存版本的考证研究［J］.中医文献杂志，2006，（3）：1-3.

［81］张志斌.《温疫论》传本学术传承关系的研究［J］.中医文献杂志，2006，04：33.

［82］王宏治.中国古代抗疫病的法律措施［J］.比较法研究.2003，14（5）：69.

［83］王秀莲.温疫学派学术思想及治疗经验探讨［J］.天津中医药，2006，23（4）：294.

［84］岳冬辉，苏颖.《伤寒温疫条辨》诊治温疫的特点［J］.吉林中医药，2006，26（3）：4.

［85］盛增秀.放邪出路是《温疫论》治疫的一大特色［J］.浙江中医杂志，2007，42（8）：441.

［86］张文军，董娟.戾气学说不能持续发展的必然性探讨［J］.医学与哲学（人文社会医学版），2007，28（5）：59.

［87］张新亮，盖丽丽.戾气学说的新评价和启示［J］.中华中医药学刊，2007，25（9）：1891-1892.

［88］杜松，曹洪欣."截断扭转"疗法对温病理论的继承与发展［J］.中国中医基础医学杂志，2007，13（5）：340-341.

［89］廖红娟，王一飞.《温疫论》顾护胃气思想初探［J］.中医杂志，2007，48（3）：281.

［90］陈丽云，吴鸿洲.试述《松峰说疫》诊治疫病特色［J］.时珍国医国药，2008，19（11）：2732.

［91］李永宸，赖文.吴有性医案是瘟疫理论的具体表达［J］.中国中医急症，2008，17（3）：372.

［92］柴瑞震.《伤寒论》"厥证"之研究［J］.中医药通报，2008，7（5）：

19.

［93］闫颖.从"主客交"论治肝纤维化的思考［J］.湖南中医杂志，2008，
24（5）：84-86.

［94］郭小平，张田妹."截断扭转"法在重型肝炎中的应用［J］.陕西中
医学院学报，2008，31（6）：39.

［95］张宏瑛.吴有性在邪伏膜原证治疗中证型转化思想的启示［J］.中国
医药指南，2008，2（4）：382-383.

［96］张宏瑛.膜原及邪伏膜原学说源流［J］.浙江中医杂志，2009，44（4）：
238.

［97］胡冬裴，朱凌凌.试论时气病与伤寒、温病、疫病的关系［J］.上海
中医药大学学报，2009，23（3）：9-11.

［98］杨太生.战汗浅析［J］.山东中医药大学学报，2009，33（5）：367.

［99］李霞，苏颖.《松峰说疫》疫学思想及避瘟除疫方药特点［J］.陕西
中医，2009，30（8）：111.

［100］林德云.试论戾气学说与中医传染病学的发展［J］.江苏中医药，
2010，42（7）：57-58.

［101］贾树杰，宋鑫.余霖学术思想浅析［J］.现代中西医结合杂志，
2010，19（28）：3637.

［102］贝润浦.论姜春华"截断扭转"与"先证而治"的辨证思想［J］.北
京中医药，2010，29（8）：586.

［103］包琳，马健.达原饮防治传染性疾病展望［J］.中国中医急症，
2010，19（2）：10.

［104］蔡春茜，徐阳.论吴有性治疗温疫的特点［J］.吉林中医药，2010，
30（2）：95-96.

［105］陈建杉，江泳.浅话余霖治疫思想［J］.成都中医药大学学报，

2011，34（2）：16.

［106］邱云飞.明代瘟疫灾害史论［J］.医学与哲学（人文社会医学版），
2011，32（1）：73-75.

［107］李旻贞.顾护胃气至关重要［J］.天津中医药，2011，28（5）：427.

［108］孙敏.《松峰说疫》治法特色［J］.中国临床研究，2011，24（3）：242.

［109］彭鑫.中医学"疫病"概念研究［J］.中国中医基础医学杂志，
2011，17（6）：609.

［110］彭鑫，汤尔群.达原饮在疫病治疗中的运用［J］.中国中医基础医学
杂志，2011，17（9）：978.

［111］邢玉瑞，乔文彪.中医病因学史上的一朵奇葩——吴有性［J］.医学
争鸣，2011，2（4）：23-25.

［112］张帅.膜原浅析［J］.江苏中医药，2012，44（2）：6.

［113］章新亮.试用吴又可表里九传论统识寒温界立的毒邪理论问题［J］.
江西中医药，2013（5）：18-20.

［114］赖明生，朱平.杨栗山治疫思想探析［J］.中医杂志，2013，54（4）：355.

［115］陈辉，李志."主客交"对慢性萎缩性胃炎的启示［J］.泸州医学院
学报，2013，36（5）：499-501.

［116］吴兆利.刘奎《松峰说疫》治瘟疫学术思想探讨［J］.实用中医内科
杂志，2014，28（2）：278.

## 汉晋唐医家（6名）

张仲景　王叔和　皇甫谧　杨上善　孙思邈　王　冰

## 宋金元医家（18名）

钱　乙　成无己　许叔微　刘　昉　刘完素　张元素
陈无择　张子和　李东垣　陈自明　严用和　王好古
杨士瀛　罗天益　王　珪　危亦林　朱丹溪　滑　寿

## 明代医家（25名）

楼　英　戴思恭　王　履　刘　纯　虞　抟　王　纶
汪　机　马　莳　薛　己　万密斋　周慎斋　李时珍
徐春甫　李　梴　龚廷贤　杨继洲　孙一奎　缪希雍
王肯堂　武之望　吴　崑　陈实功　张景岳　吴有性
李中梓

## 清代医家（46名）

喻　昌　傅　山　汪　昂　张志聪　张　璐　陈士铎
冯兆张　薛　雪　程国彭　李用粹　叶天士　王维德
王清任　柯　琴　尤在泾　徐灵胎　何梦瑶　吴　澄
黄庭镜　黄元御　顾世澄　高士宗　沈金鳌　赵学敏
黄宫绣　郑梅涧　俞根初　陈修园　高秉钧　吴鞠通
林珮琴　章虚谷　邹　澍　王旭高　费伯雄　吴师机
王孟英　石寿棠　陆懋修　马培之　郑钦安　雷　丰
柳宝诒　张聿青　唐容川　周学海

## 民国医家（7名）

张锡纯　何廉臣　陈伯坛　丁甘仁　曹颖甫　张山雷
恽铁樵